초경은 초면입니다만

초경은 초면입니다만

초판 1쇄 발행 2025년 8월 30일
초판 2쇄 발행 2025년 9월 25일

글 손정아　그림 김현영
발행인 양원석　발행처 (주)알에이치코리아(등록 2004년 1월 15일 제2-3726호)
본부장 김문정　편집 박진희, 김하나, 정수연, 고한빈, 홍은채　디자인 조은영, 김민
해외저작권 안효주　마케팅 안병배, 명인수, 최유성, 김연서　제작 문태일, 안성현
주소 서울시 금천구 가산디지털2로 53, 20층(한라시그마밸리)
편집 문의 02-6443-8921　도서 문의 02-6443-8800
홈페이지 rhk.co.kr　블로그 blog.naver.com/randomhouse1
인스타그램 @junior_rhk　페이스북 facebook.com/rhk.co.kr

ⓒ 손정아, 김현영 2025

이 책은 저작권법에 의해 보호받는 저작물이므로 무단 전재와 복제를 금합니다.

ISBN 978-89-255-7352-6 (74510)
　　　978-89-255-2418-4 (세트)

· 제조자명 (주)알에이치코리아 | 제조국명 대한민국 | 사용연령 8세 이상
· 종이에 손이 베이거나 모서리에 다치지 않게 주의하세요.
· 잘못 만들어진 책은 구입하신 곳에서 바꾸어 드립니다.
· KC마크는 이 제품이 공통안전기준에 적합하였음을 의미합니다.

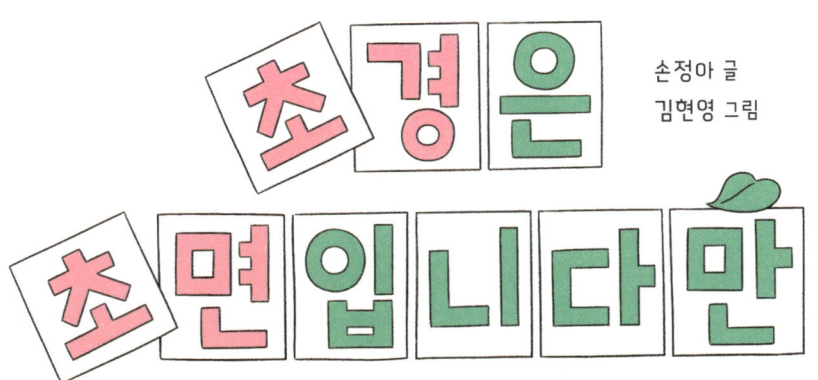

손정아 글
김현영 그림

초경은 초면입니다만

궁금해? 걱정돼? 보건쌤의 시원 솔직 월경 Q&A

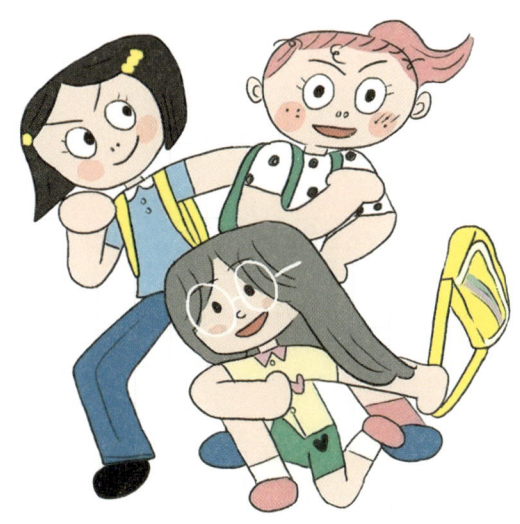

주니어 RHK

들어가는 말

초경이 초면이라
궁금한 것투성이인 모두를 응원하며

열두 살 무렵, 저에게 초경은 영화 한 편과 함께 찾아왔습니다. 〈어른들은 몰라요〉라는 영화를 보고 오는 길이었어요. 화장실에 들렀는데 팬티에 무언가 축축한 게 묻어 있었죠. 평소에 본 적 없는 것이었지만, 저는 곧바로 '아, 초경이구나!' 하고 알아차렸습니다.

집에 도착하자마자 엄마에게 초경이 시작됐다고 말했지만, 엄마는 "너는 아직 그럴 때가 아니야."라면서 믿지 않았어요. 역시, 어른들은 모르는 게 많습니다. 결국 제 예감대로 초경이 시작된 게 맞았고, 그제야 엄마도 부랴부랴 필요한 것들을 준비해 주었답니다.

여성이라면 누구나 겪는 월경, 그리고 그 시작인 초경에 관한 책을 써 보자는 제안을 받았을 때 무척 설렜습니다. 보건 교사로 일하면서 월경이 여러분의 일상에 얼마나 많은 영향을 주는지 잘 알게 되었거든요.

제가 학교에서 만나 온 아이들 대부분은(고등학생이랍니다!) 월경 때문에 기분이 안 좋을 때가 많았어요. 평소 명랑하고 밝은 아이들조차 월경에 대해서는 '곤란하다', '짜증 난다', '버텨야 한다'와 같은 부정적인 느낌을 갖고 있었죠.

저도 청소년기에는 시험이나 수학여행처럼 중요한 일정과 월경이 겹칠까 봐 전전긍긍했던 기억이 있어요. 그래서 더욱 월경을 처음 맞이하는 여러분에게 꼭 필요한 것들을 잘 알려 주고 싶었어요.

인류의 오랜 역사 속에서 월경하는 여성은 종종 더럽거나 멀리해야 하는 존재로 취급받았어요. 몇몇 문화에서는 월경혈은 불결한 것이라며 월경 중인 여성을 가족과 무리에서 떨어뜨려 마을 밖 움막에 가두고 못 나오게 하기도 했어요. 지금처럼 의

학이 발달하기 전, 피를 곧 생명이라고 믿던 사람들은 여성들이 며칠 동안이나 피를 흘리고도 살아 있는 것을 보고 놀랐다고도 해요.

하지만 월경은 더러운 것도, 감춰야 하는 것도, 질병도 아니에요. 그저 몸에서 일어나는 아주 자연스러운 현상이죠. 월경하는 여성도 피해야 할 존재가 아닙니다. 그러니 월경에 대해 쉬쉬하지 말고, 어려움이 생겼을 땐 편안하고 자연스럽게 도움을 구하세요.

물론 매달 겪어야 하는 성가신 과정을 무시할 수는 없어요. 월경을 치를 때마다 챙겨야 할 물건들, 불쑥불쑥 치솟는 변화무쌍한 감정들, 아프거나 어딘가 불편해지는 몸…… 이런 부정적인 면이 먼저 떠오를지도 몰라요.

하지만 여러분! 이 모든 과정을 겪어 나가는 스스로를 소중히 대해 주세요. 자기 자신을 소중히 대하는 마음은 곧 다른 사람을 소중히 여기는 마음으로 자라날 거예요. 그 마음들이 전해지고 또 전해지다 보면, 마침내 모든 생명이 존중받는 따뜻한 세상이 조금씩 가까워질 거예요.

이 책을 준비하며 부모님과 선생님에게도 도움이 되기를 바랐어요. 특히 비슷한 시기에 2차 성징을 함께 겪는 남자 친구들도 이 책을 꼭 읽어 봤으면 해요. 나와 다른 성에 대해 잘 아는 것은 서로를 이해하고 배려하는 첫걸음이니까요.

저에게 이런 소중한 기회를 준 주니어RHK에 고마움을 전합니다. 그리고 무엇보다 월경이라는 한배를 탄 여성들에게 이 말을 꼭 전하고 싶습니다.

"여러분의 월경을 응원합니다!"

든든한 보건쌤 손정아

등장인물 소개

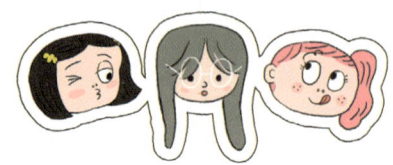

우리는 1학년 때부터 5학년인 지금까지 늘 붙어 다니는 찰떡궁합 베프 삼총사 도도, 레레, 미미야! 초경은 초면이라 궁금한 게 정말 많아. 너희도 그렇지?

도도

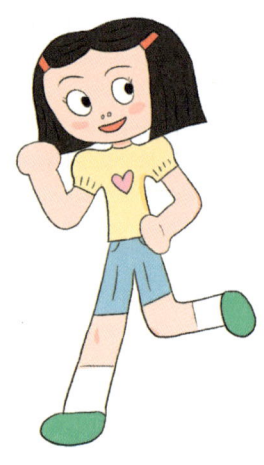

좋아하는 것 떡볶이, 수영

성격 차갑고 쌀쌀맞아 보이지만, 누구보다 속 깊고 다정해. 불의를 보면 못 참는 정의의 사도이자 의리파지!

초경이란? 초경? 때 되면 다 하는 건데, 그게 뭐 특별한가?

레레

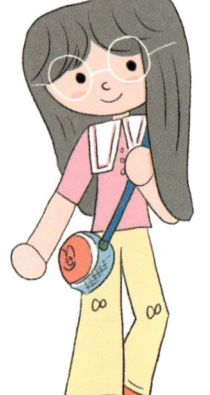

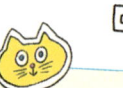

좋아하는 것 떡볶이, 다꾸(다이어리 꾸미기)

성격 소심하고 걱정이 많아. 부끄러움도 많이 타지만, 중요한 순간 꼭 해야 할 말은 조곤조곤 잘하는 편이지.

초경이란? 좀 부끄러운데… 초경 파티는 안 하면 안 되나?

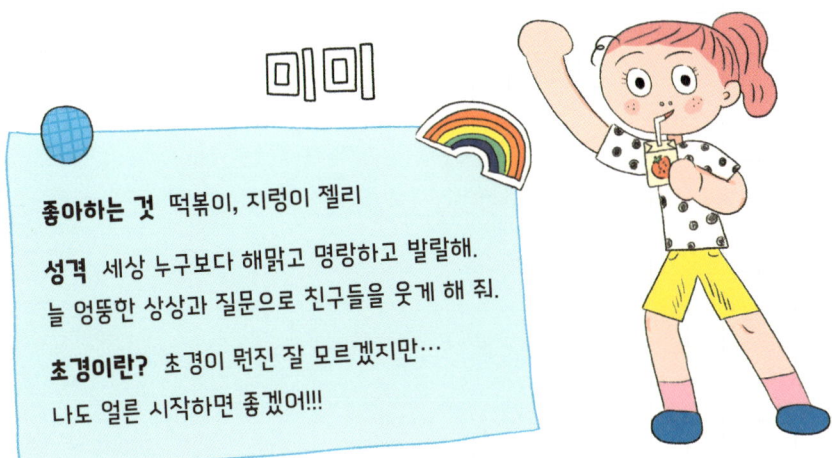

미미

좋아하는 것 떡볶이, 지렁이 젤리

성격 세상 누구보다 해맑고 명랑하고 발랄해. 늘 엉뚱한 상상과 질문으로 친구들을 웃게 해 줘.

초경이란? 초경이 뭔진 잘 모르겠지만… 나도 얼른 시작하면 좋겠어!!!

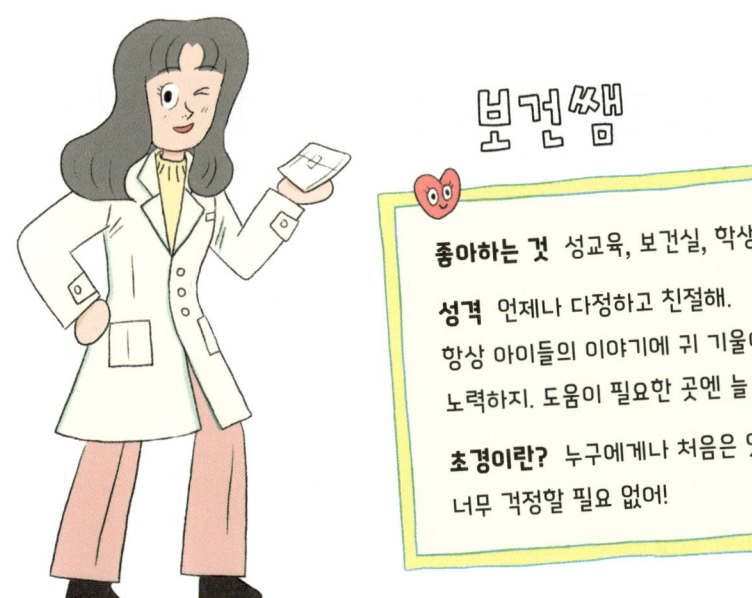

보건쌤

좋아하는 것 성교육, 보건실, 학생들

성격 언제나 다정하고 친절해. 항상 아이들의 이야기에 귀 기울이려고 노력하지. 도움이 필요한 곳엔 늘 내가 있어!

초경이란? 누구에게나 처음은 있는 법. 너무 걱정할 필요 없어!

초경이 뭐고, 월경은 또 뭘까요? 갑자기 월경이 시작됐다고요?
지금부터 이 보건쌤과 함께 궁금증을 하나씩 해결해 봅시다!

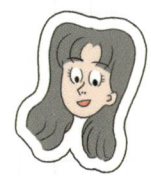

차례

들어가는 말 ········ 4
등장인물 소개 ········ 8

01 초경이 뭐예요? ········ 12
02 왜 여자만 월경을 해요? ········ 18
03 초경을 하면 키가 더 크지 않는다고요? ········ 24
04 초경이 축하받을 일인가요? ········ 28
05 너무 많고 다양한 생리대, 대체 뭘 골라야 하죠? ········ 32
　(톡톡 월경 TALK) 탐폰에 대한 오해 ········ 39
06 생리대 착용법, 알려 주세요! ········ 40
07 생리대는 하루에 몇 개 필요해요? ········ 46
08 사용한 생리대는 어떻게 처리해요? ········ 50
　(톡톡 월경 TALK) 생리대를 버릴 때 ········ 55
09 초경 전, 꼭 준비해야 할 물건들이 있나요? ········ 56
　(톡톡 월경 TALK) 초경 준비물 목록 ········ 63
10 어떡해요? 갑자기 월경이 시작됐어요! ········ 64
　(톡톡 월경 TALK) 월경혈이 묻었을 때 ········ 71
11 다음 월경이 언제 시작될지 알 수 있나요? ········ 72

12 큰일 났어요! 왜 이번 달엔 월경을 안 하죠? ········ 76

13 이렇게 피가 나면 몸에 이상이 생기는 거 아니에요? ········ 80

14 월경 기간만 되면 왜 배가 아플까요? ········ 84

15 월경통 약은 몸에 안 좋다는데요? ········ 88

16 월경 무렵만 되면 불쑥불쑥 짜증이 나요. 왜 이러죠? ········ 92

17 월경 기간에 수영장에 가면 안 돼요? ········ 96

18 월경 기간에 목욕을 해도 되나요? ········ 100

　　톡톡 월경 TALK　외음부를 씻을 때 ········ 105

19 월경 기간이 아닌데, 속옷에 뭔가 묻어 있어요! ········ 106

20 월경 때문에 놀림당하면 어쩌죠? ········ 112

21 월경할 때 몸에서 피 냄새가 난대요. 진짜예요? ········ 116

22 월경은 죽을 때까지 계속 하나요? ········ 120

23 생리대, 왜 이렇게 비싼 거예요? ········ 124

24 유기농 생리대는 뭐가 좋은 거예요? ········ 128

　　톡톡 월경 TALK　월경컵과 면 생리대 ········ 135

25 월경에 관한 고민, 누구한테 물어보죠? ········ 136

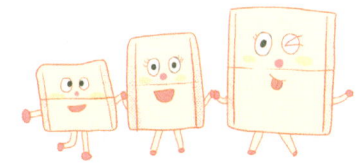

01 초경이 뭐예요?

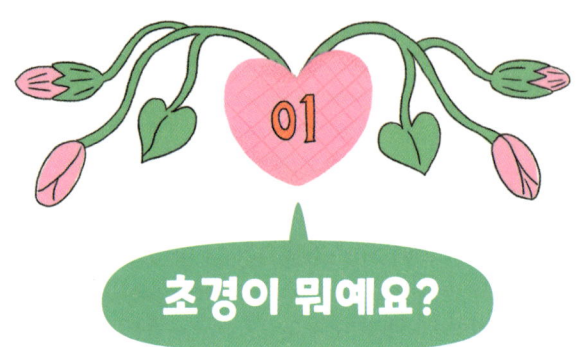

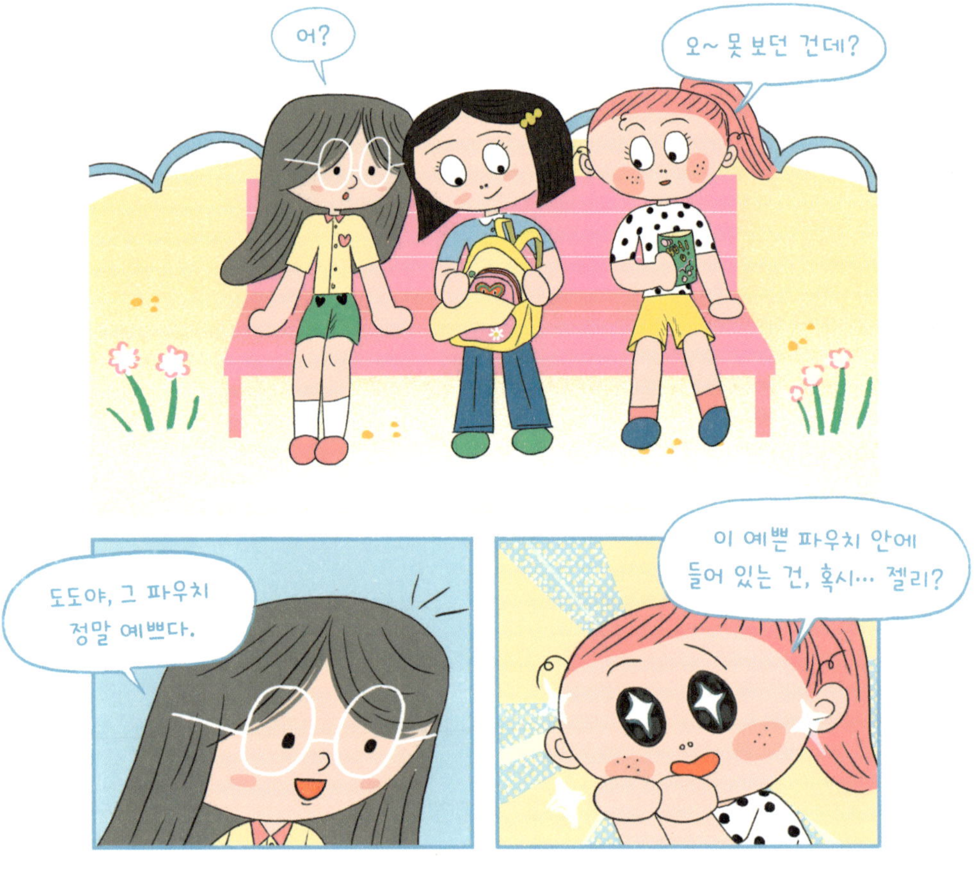

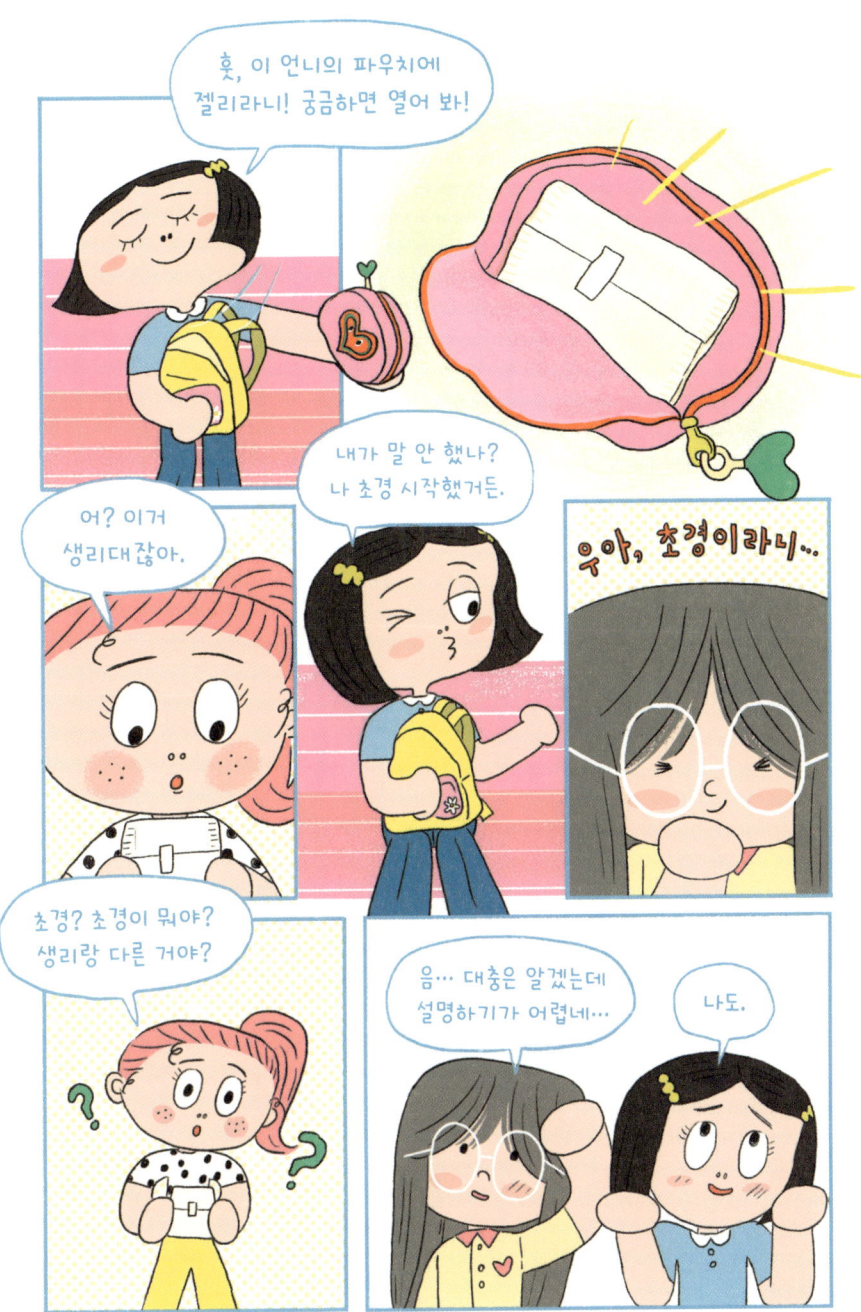

생리, 월경, 초경… 같은 듯 다른 듯 헷갈리고 잘 모르겠다고요?
매달 여성의 몸에서 일어나는 변화와 함께 알기 쉽게 설명해 줄게요.

우리 몸속에는 심장, 폐, 간, 장과 같은 여러 기관이 있어요. 이 기관들은 저마다 다른 역할을 맡고 있죠. 그중에서도 아기가 생기는 데 주요한 역할을 하는 기관을 통틀어 '생식 기관'이라고 해요.

여성의 몸에는 남성의 몸에서는 찾아볼 수 없는 생식 기관이 있는데요. 바로 아기가 자라는 집, 즉 '자궁'입니다.

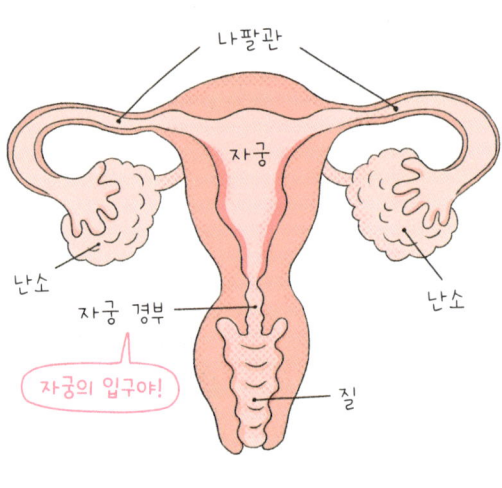

여성의 내부 생식 기관

자궁 양쪽에는 '난소'가 하나씩 있어요. 난소 안에서 모양을 갖추며 성숙한 난자는 한 달에 한

번 뇌, 자궁 등에서 보내는 다양한 호르몬의 신호에 반응해서 난소 밖으로 폭 터져 나옵니다. 이번 달에 왼쪽 난소에서 난자를 내놓으면 다음 달에는 오른쪽 난소에서 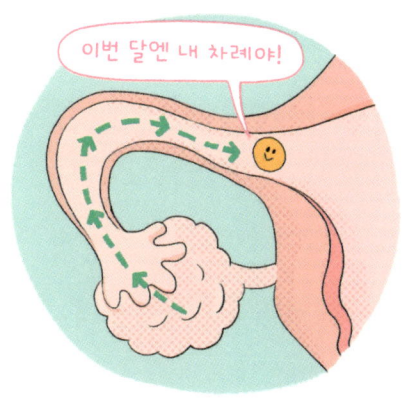 내놓는 식이죠. 난소에서 나온 난자는 자궁으로 가는 통로인 '나팔관' 쪽으로 이동하는데, 이 과정을 '배란'이라고 해요.

재미있는 사실을 하나 알려 줄까요? 계란의 '란' 자와 난자의 '난' 자는 '알'을 뜻하는 같은 한자예요. 알고 보면 인간도 알을 낳는 셈인 거죠. 실제로 난자의 모양도 동그랗답니다. 사람 몸의 세포 중에 가장 큰 세포이기도 해요.

난소가 일하는 동안 자궁은 배란된 난자를 잘 맞이할 준비를 합니다. 피와 여러 가지 물질이 섞인 도톰한 막, 조금 어려운 말로는 '자궁 내막'을 만드는 거예요. 난자가 수정(난자와 정자가 만나 태아로 성장할 세포가 되는 과정)되어 자궁벽에 붙으면 (이것을 '착상'이라고 해요.) 임신을 하게 돼요. 이때 자궁 내막은 더 튼튼하고 단단해져서 앞으로 자라날 태아를 감싸는 보금자리가 되죠.

하지만 수정되지 않은 난자는 임신을 대비해 두꺼워졌던 자궁 내막이 허물어지면서 피, 분비물과 함께 '질'이라는 통로를 통해 우리 몸 밖으로 흘러나와요. 이 과정이 바로 '월경'이랍니다. 이렇게 나오는 것을 통틀어 '월경혈'이라고 부르고요.

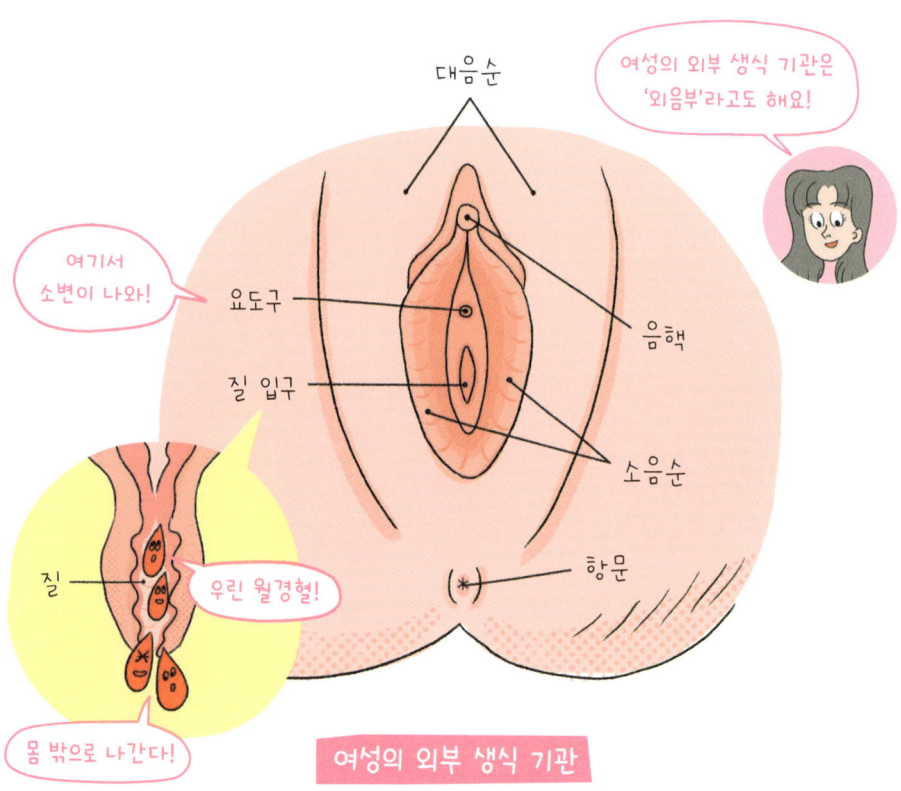

여성의 외부 생식 기관

'생리'라는 말에는 '살아 있는 것에서 일어나는 당연한 일'이라는 뜻이 있어요. 대소변, 방귀, 트림 등을 자연스러운 생리 현상이라고 하잖아요. 월경도 다른 말로 생리라고 부르다가 그대로 굳어져 일상에서 널리 쓰이게 된 거죠. 이 책에서는 특별한 경우를 빼놓고는 월경이라고 부르기로 해요.

초봄, 초여름, 초가을, 초겨울과 같이 시기를 뜻하는 단어들 앞에 붙는 '초' 자는 '처음'이라는 뜻이에요. 그러니까 초경은 '처음으로 시작하는 월경'을 뜻하는 말이죠.

추운 겨울이 지나고 초봄이 오면 눈과 얼음 밑에 꼭꼭 숨어 있던 새싹과 봄꽃이 피어납니다. 긴 기다림과 준비 끝에는 무언가 시작되는 법이죠. 모든 시작은 귀하고 소중하며 응원받을 만합니다. 초경도 마찬가지예요. 여러분의 몸 안에서 귀하고 소중한 것이 시작되는 거니까요. 어른이 되어 가는 여행길에 들어선 여러분을 응원합니다.

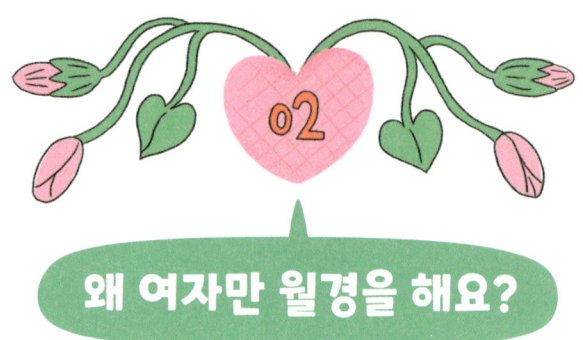

왜 여자만 월경을 해요?

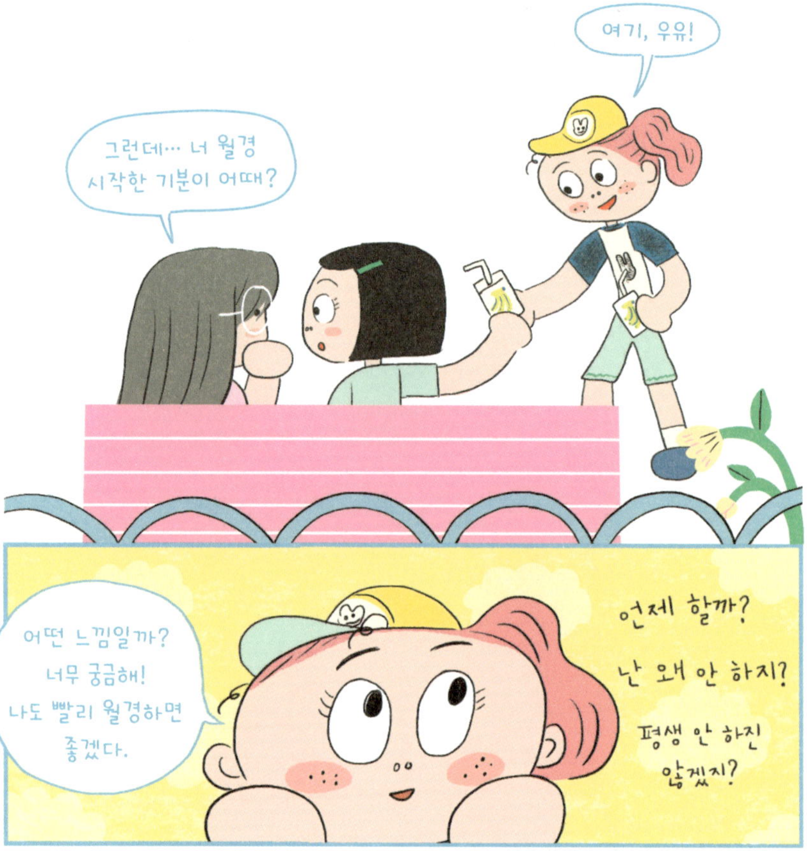

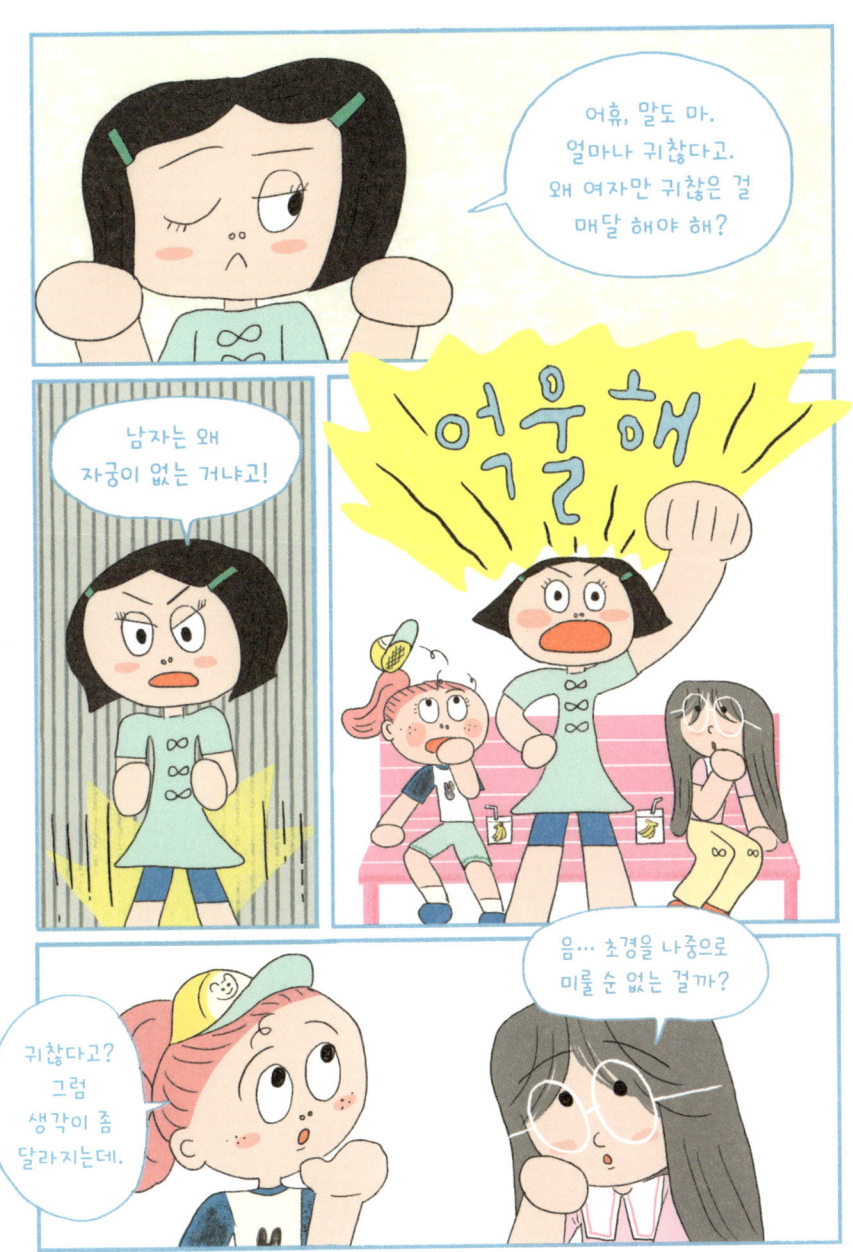

태어날 때부터 다른 남자와 여자의 몸의 특징을 '1차 성징'이라고 해요. 생식기의 모습으로 구분할 수 있어요. 그리고 남녀에 따라 성장하면서 나타나는 독특한 특징을 '2차 성징'이라고 합니다.

여성에게 2차 성징이 나타난 것을 알게 하는 두 부위가 있습니다. 바로 가슴(유방)과 자궁이에요. 이 시기가 되면 가슴은 봉긋해지고, 젖꼭지는 모양이 분명해져요. 이후 겨드랑이와 외음부에 털(생식 기관 주변에 나는 털을 '음모'라고 해요.)이 자라고, 2~3년 안에 자궁에도 변화가 옵니다.

하지만 가슴과 달리 자궁의 변화는 눈으로 확인할 수 없어요. 자궁은 열 달 동안 아기를 따뜻하게 품어 길러 내기 위해서 36.5도를 유지할 수 있는 몸 깊숙한 곳에 있기 때문이에요. 자궁에 2차 성징이 나타났다는 것을 확인할 수 있는 증거가 바로 초경이랍니다!

이렇게 가슴, 털, 초경까지 3단 변신이 일어나는 동안 여러분은 혼란스러울 수 있어요. 아니, 혼란스러운 게 당연해요. 아직

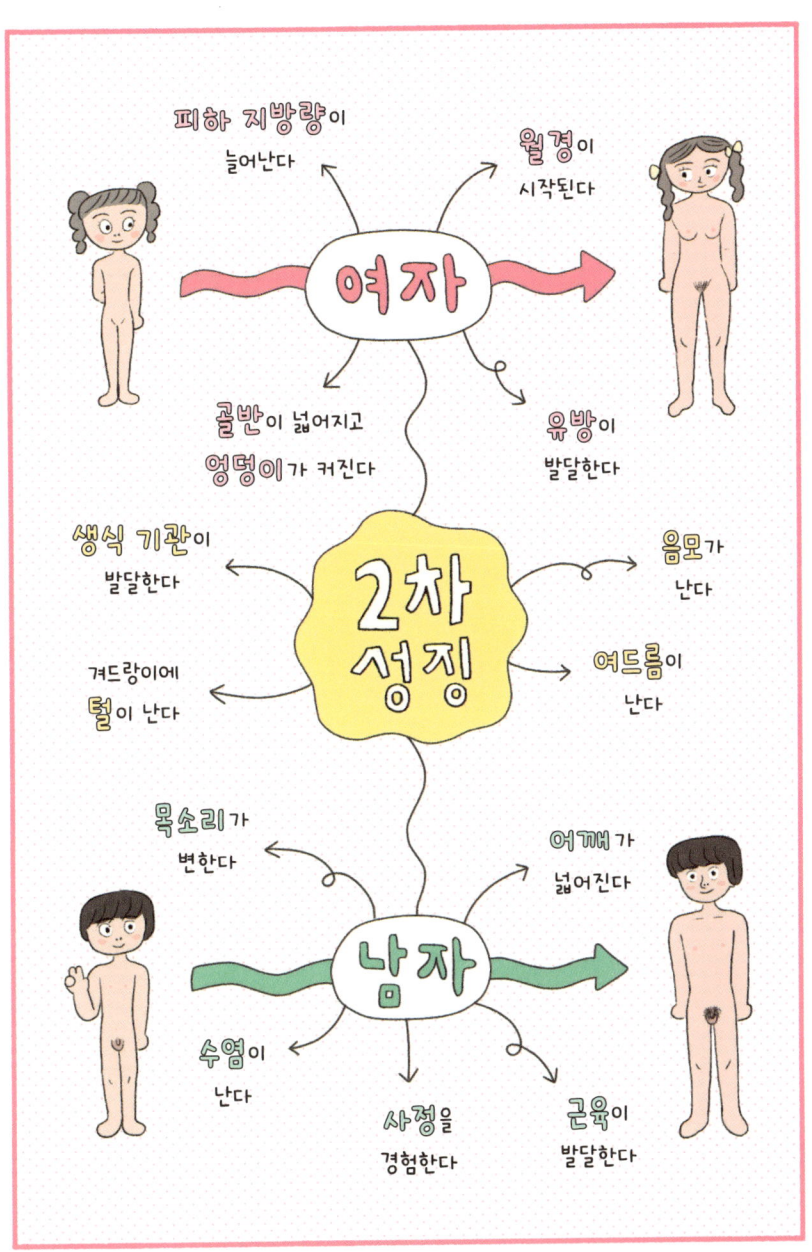

초등학생이고 부모님의 보살핌이 필요한 어린이인 것 같은데, 몸은 어른이 되어 가고 있으니까요. 또 이 시기에는 정확히 설명할 수 없는 감정이 마음속에서 울끈불끈 일어날 거예요. 여러 감정이 마구 뒤섞이기도 하고요. 설레고 기대되는 마음이 생기다가도 갑자기 짜증이 나거나 푹 가라앉는 등 수시로 다양한 감정이 왔다 갔다 하곤 해요. 이렇듯 신체적, 정신적으로 변화를 겪는 이 시기를 '사춘기'라고 합니다.

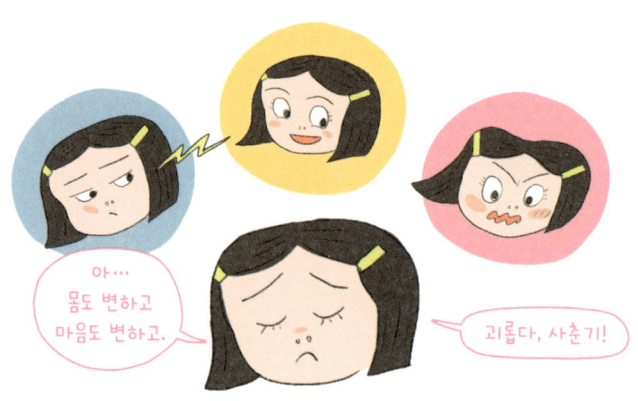

초경을 뒤로 미루고 싶은 마음도 이해해요. 있는 듯 없는 듯 지나가는 것이 아니라 빨갛고 선명하게 드러나는 일이잖아요. 내 몸에 이런 낯선 변화가 곧 찾아올 거라고 생각하면 얼마나 걱정스럽겠어요.

하지만 초경은 그저 흐르는 월경혈을 처리하는 귀찮고 번거로운 과정의 시작이 아니에요. 몸의 변화를 알리는 하나의 신호이자 성장과 성숙의 증거죠.

2차 성징이 나타났다는 건 '성 호르몬'이 활발하게 나오기 시작했다는 뜻입니다. 호르몬은 우리 몸의 각 기능과 여러 활동을 조절하는 물질이에요. 그중에서도 성 호르몬은 생식 기관을 발달시키고 제 역할을 하도록 도울 뿐 아니라, 뼈와 관절을 튼튼하게 해 주고, 질 안쪽을 촉촉하게 만들어 주어 세균 감염을 막아 주기도 해요. 또 초경이 시작됐다는 건 임신이 가능한 몸이 되어 간다는 뜻이기도 합니다.

그러니 여러분, 몸과 마음에 나타나는 변화를 불편하게만 여기지 말고 인생의 다음 단계를 맞이하는 준비 과정이라고 생각해 봅시다. 그러면 월경을 좀 더 반갑고 편안하게 받아들일 수 있을 거예요.

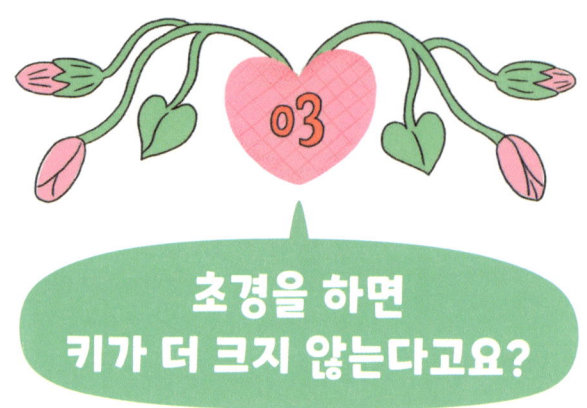

03 초경을 하면 키가 더 크지 않는다고요?

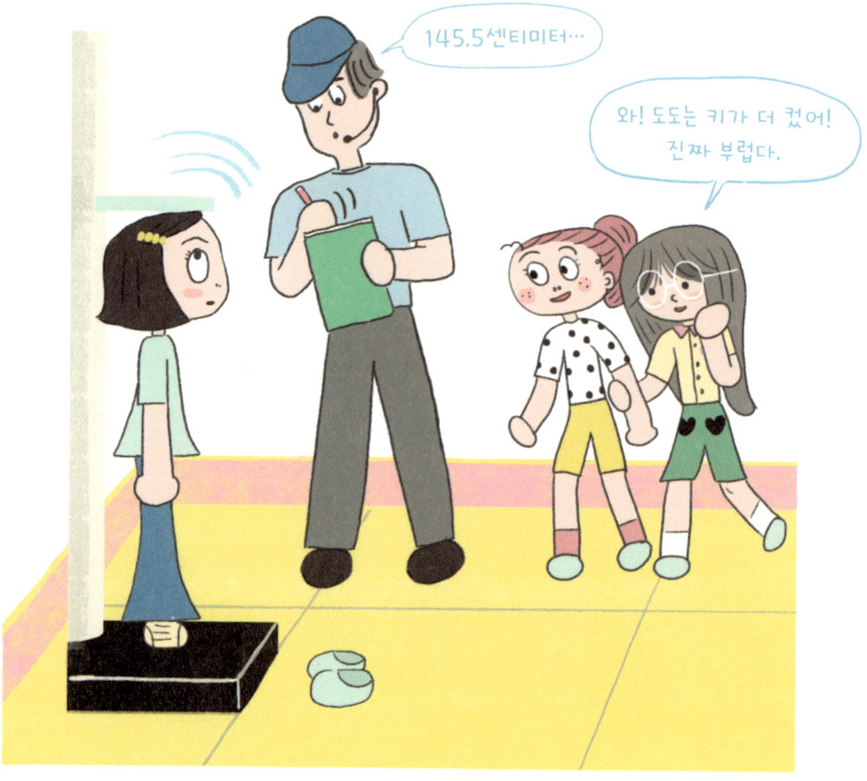

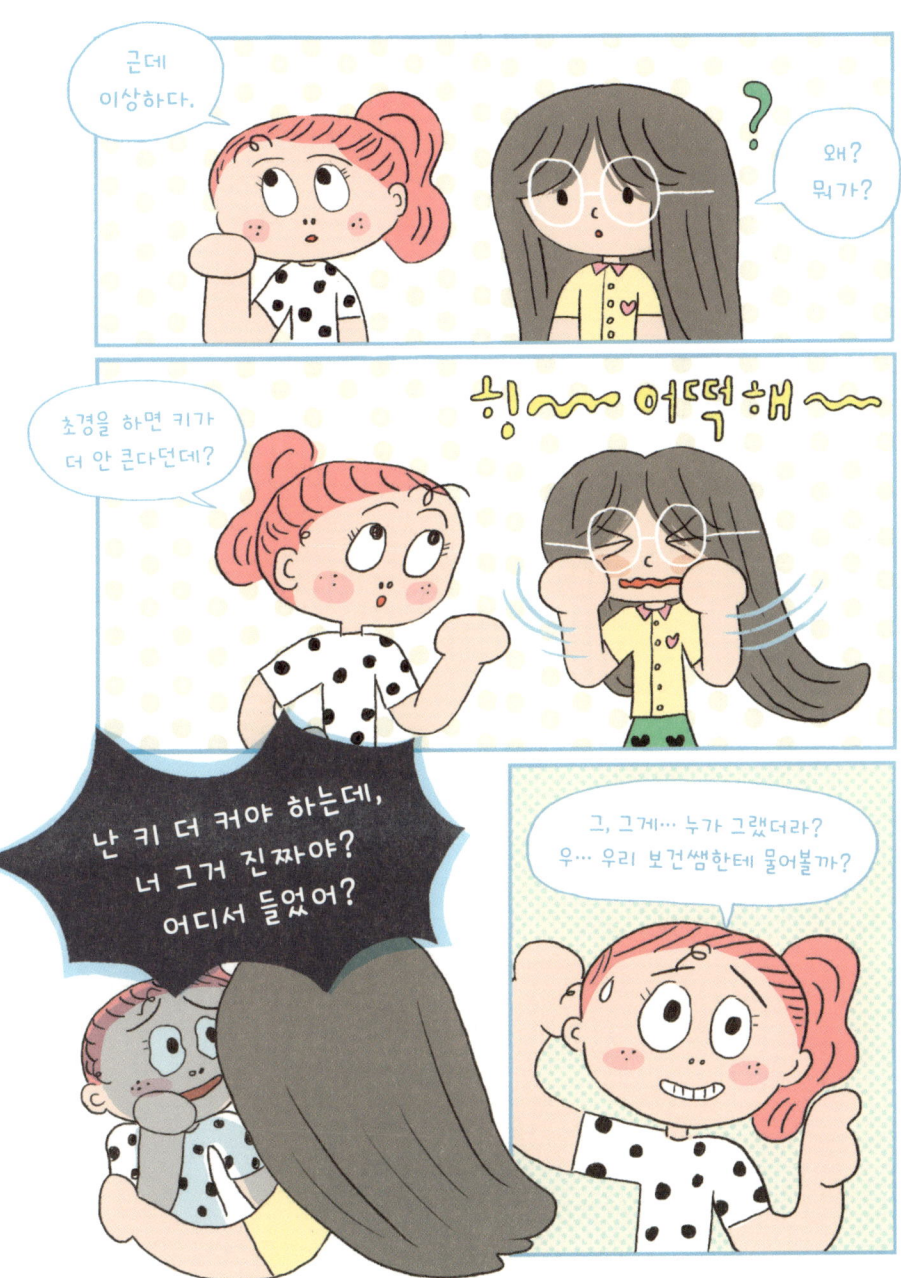

'초경 시작=키 성장 끝!' 혹시 이 말 때문에 걱정한 적 있나요?
키가 자라는 것을 돕는 '성장 호르몬'의 비밀을 제대로 파헤쳐 봅시다.

우리 몸의 호르몬들은 어느 하나가 너무 많이 나오거나, 너무 적게 나오지 않도록 서로서로 견제하며 제 역할을 합니다.

성 호르몬이 많이 나오면 자궁과 난소는 "이제 슬슬 초경을 시작할 때가 됐군!" 하고 기지개를 켜요. 이걸 알게 된 성장 호르몬은 "어? 그럼 나는 이제 조금 양을 줄여야지." 하고 주춤하게 됩니다.

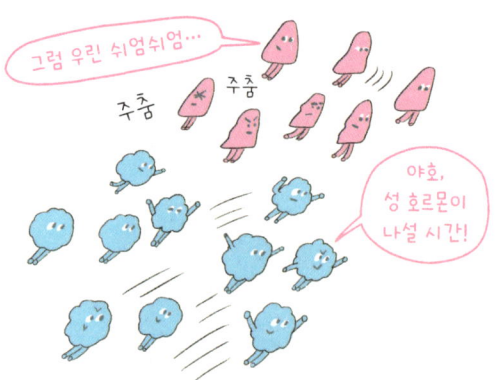

하지만 양이 줄었을 뿐 성장 호르몬은 계속 나옵니다. 초경이 시작된 뒤에도 키가 큰다는 뜻이죠. 사춘기에 여성의 키는 15~25센티미터 정도 자라요. 초경 이후 2~3년 동안에도 5~7.5센티미터 정도 자라고요.

물론 성장 호르몬의 양이 줄었기 때문에 빠르게 자라지는 않을 거예요. 성장 속도가 점점 줄어드니 키 성장이 멈춘 것처럼 느낄 수도 있어요. 그래서 병원을 찾는 경우가 늘고 있죠.

　병원에서 치료를 권하는 정도가 아니라면 여러분은 저마다의 속도로 잘 자라고 있는 거예요. 그러니 키가 더 안 자랄까 봐 너무 걱정하지는 마세요. 그저 늘 하듯이 즐겁게 운동하고 뛰어놀면서 여러 가지 음식을 골고루 먹으면 돼요. 또 성장 호르몬이 듬뿍 나오도록 일찍 잠자리에 들고 푹 잡시다.

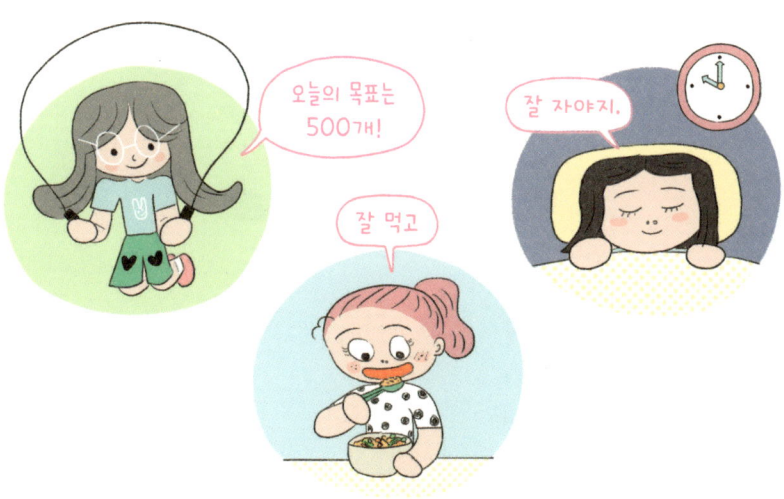

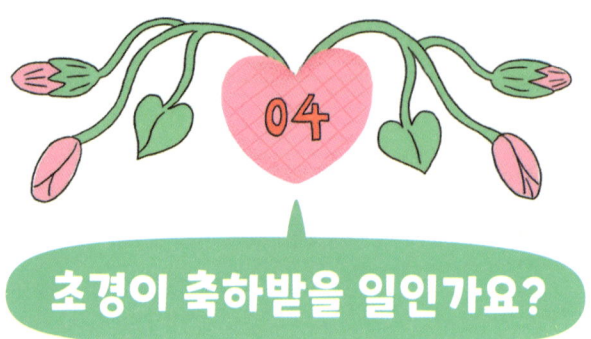

초경이 축하받을 일인가요?

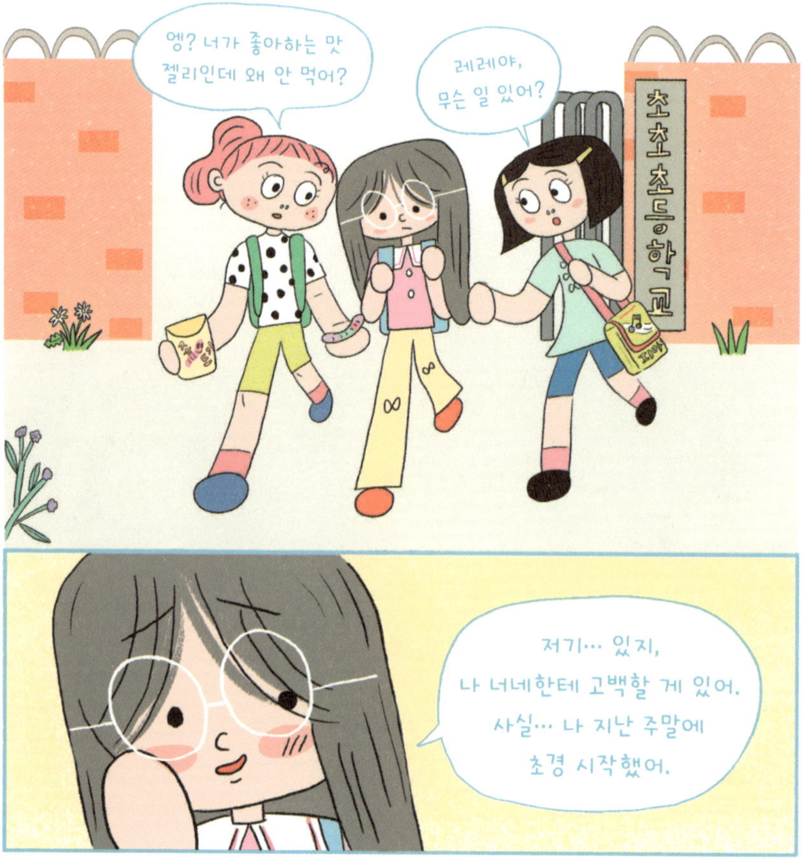

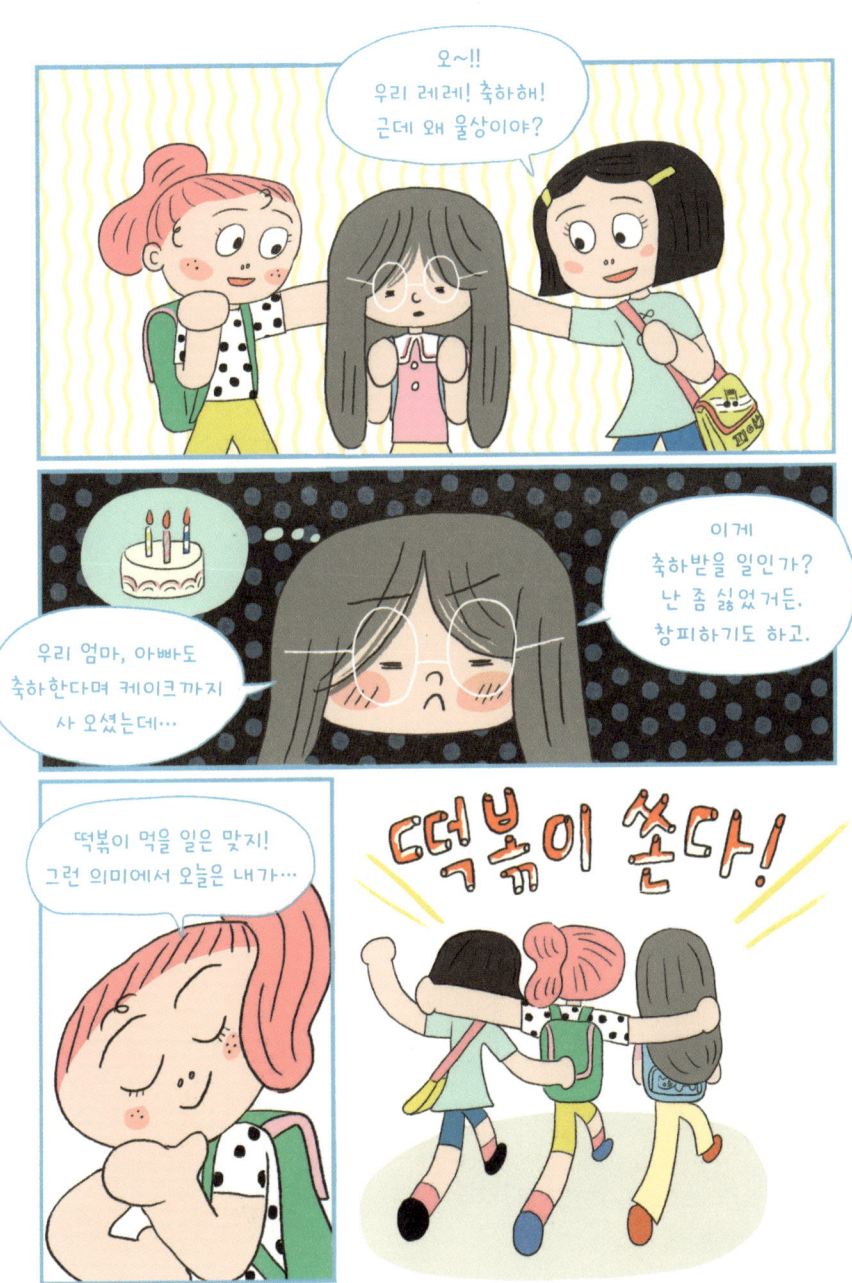

우리나라에서는 10월 20일을 '초경의 날'로 정해서 기념해요.
뿐만 아니라 5월 28일은 '세계 월경의 날'로 정해져 있죠.
초경을 맞이한 것은 마땅히 함께 기념하고 축하받을 일이 맞답니다.

물론 축하받는 방식은 여러분이 선택할 수 있어요. 내가 뭘 좋아하는지는 내가 가장 잘 아는 법이죠.

언니나 여동생이 있다면 여자들끼리 과자 파티를 열어 보세요. 엄마와 단둘이 떡볶이를 먹고 예쁜 파우치를 사러 외출하는 것도 기억에 남을 거예요. 아빠나 남자 형제가 함께해도 불편하지 않다면 가족이 다 같이 외식을 하거나 즉석 사진을 찍는 것도 좋겠죠.

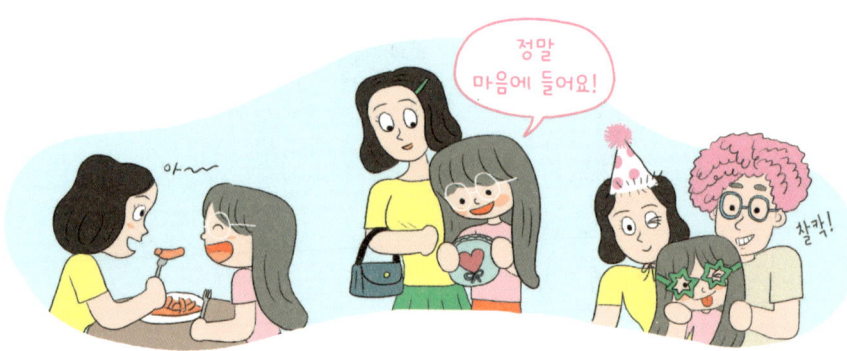

누군가는 초경이 시작된 날을 보통날처럼 보내고 싶고, 모두에게 관심받는 게 불편할 수도 있어요. 그런 마음도 마땅히 존중받아야 합니다. 그럴 땐 엄마나 가장 편한 가족 구성원에게 솔직하게 얘기해 보세요. "파티 하기 싫어요. 축하는 나중에 받을래요. 그냥 조용히 지나가고 싶어요."라고요. 비밀 일기장에 초경이 시작된 날짜를 표시하거나 자기 자신에게 편지를 쓰는 것도 축하 의식이 될 수 있습니다.

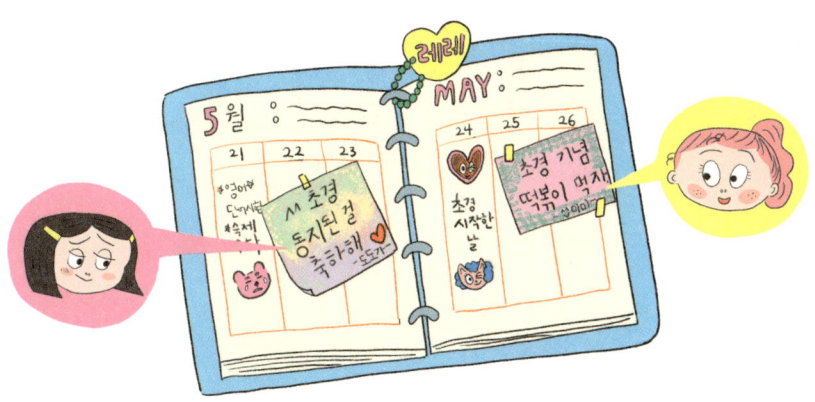

하지만 여러분, 초경처럼 몸에 생긴 큰 변화를 가족 누구에게도 말하지 않고 혼자서 지나가려고 하지는 마세요. 가족은 서로를 가장 가까이에서 이해하고, 배려하며, 사랑할 수 있는 존재니까요.

05

너무 많고 다양한 생리대, 대체 뭘 골라야 하죠?

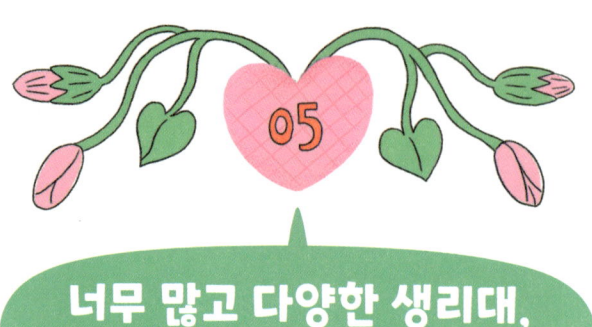

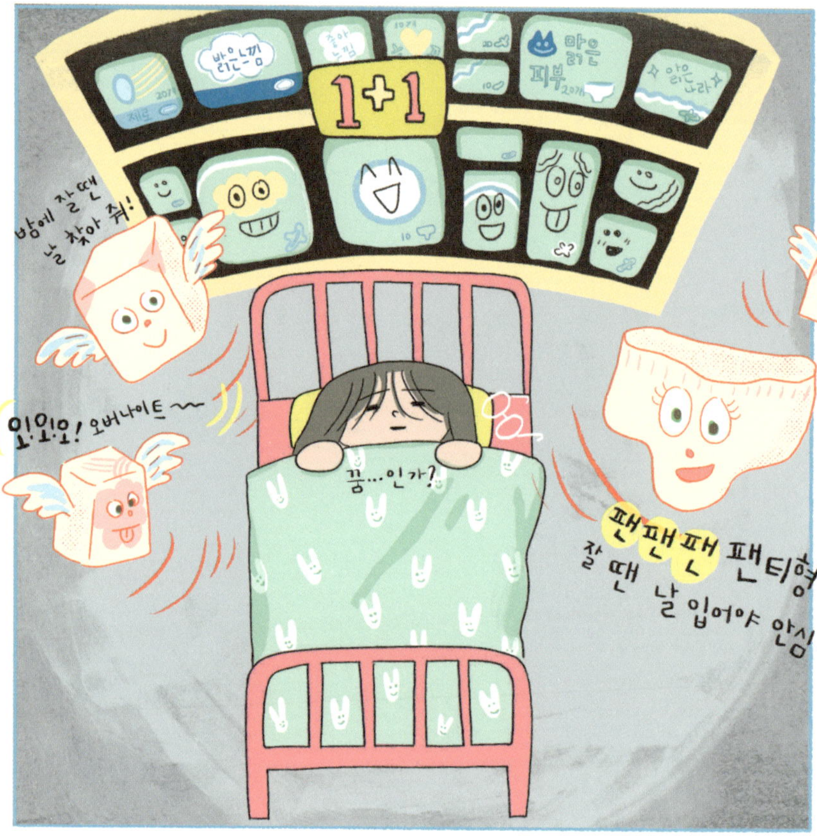

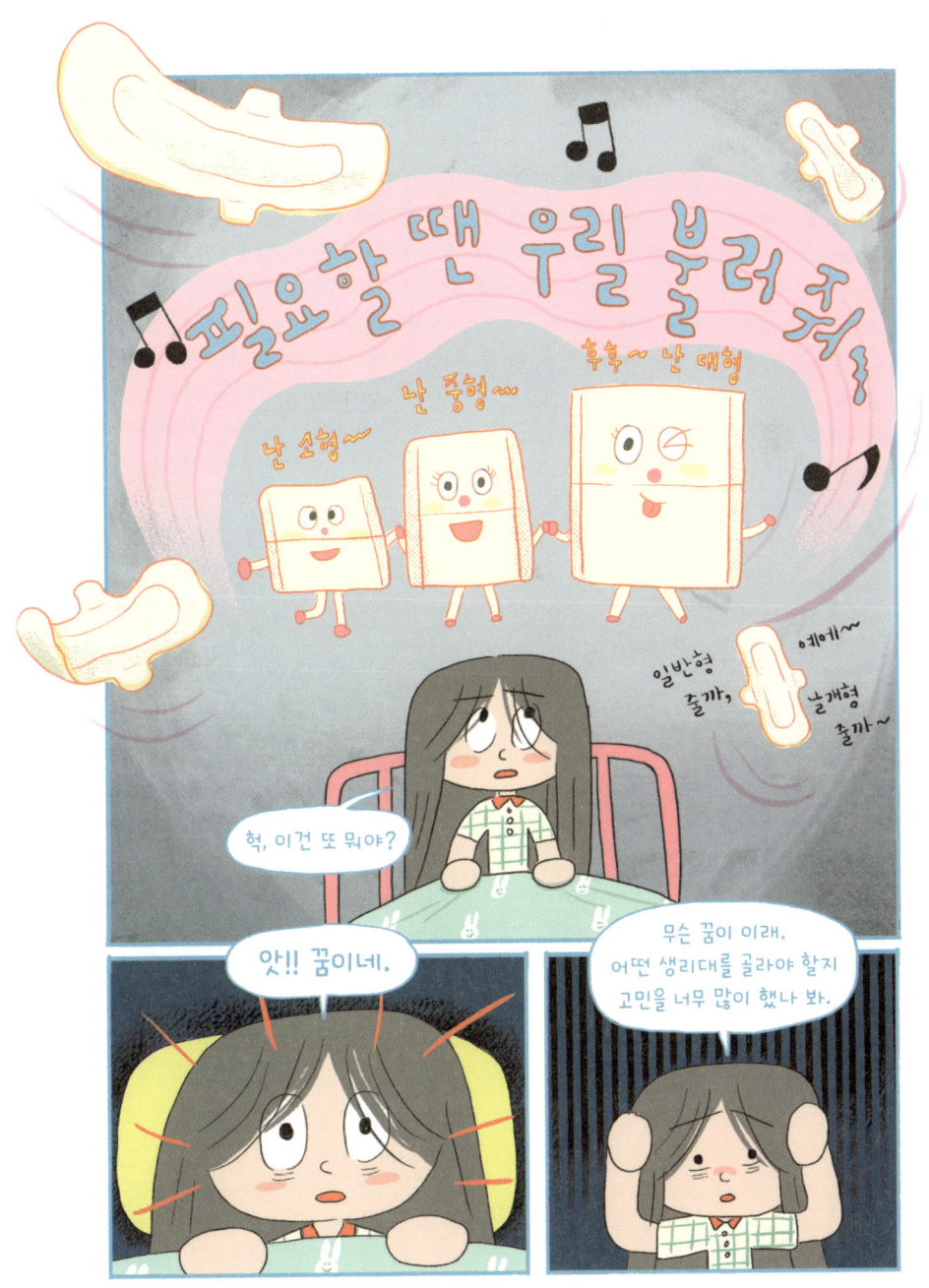

생리대는 생김새와 크기, 두께에 이르기까지 종류가 무척 다양해요.

처음엔 어떤 생리대를 골라야 할지 몰라 골치가 아프죠. 당연해요.

1960년대까지만 해도 여성들은 헝겊을 생리대로 사용했어요. 적당한 크기로 자르고 접어서 끈으로 묶는 방식이었죠. 사용한 천은 깨끗이 빨아서 여러 번 다시 썼고요.

지금은 많은 여성이 한 번 쓰고 버리는 일회용 생리대를 사용합니다. 일회용 생리대는 크게 '패드형', '팬티형', '체내형'으로 나눌 수 있어요.

❶ 패드형 생리대

모양에 따라 일반형과 날개형으로 구분돼요. 날개형은 월경혈이 새어 나오는 것

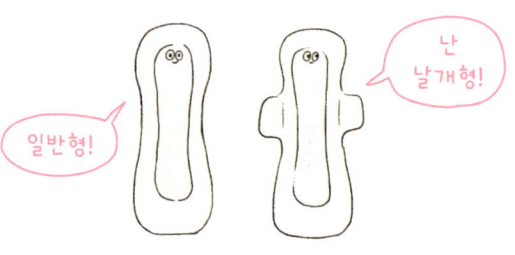

을 막기 위해 팬티의 양옆을 감싸 주는 날개가 달린 형태예요.

패드형 생리대는 월경혈을 빠르게 흡수해 젤리처럼 굳혀요. 또 방수층이 있어서 월경혈이 새는 것을 막아 줍니다. 월경혈을 흡수하는 양에 따라 소형, 중형, 대형, 오버나이트 등으로 나뉘며, 크기와 길이, 두께 등이 다르죠.

월경혈의 양을 고려해 알맞은 크기의 생리대를 고르는 게 중요해요. 월경이 시작되거나 끝날 무렵에는 양이 적으니 소형이나 중형을, 둘째 날이나 셋째 날처럼 양이 가장 많은 날에는

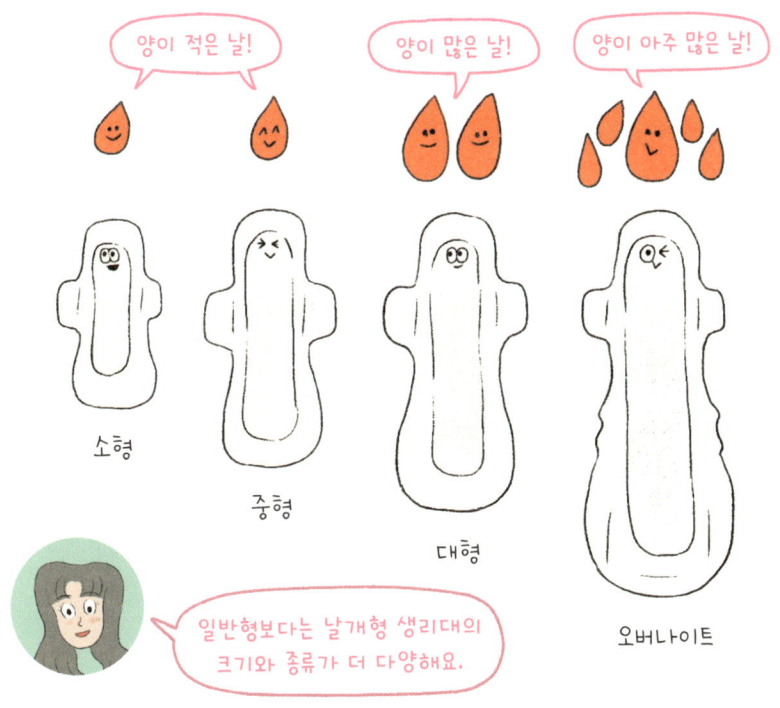

대형을 사용하는 것이 좋아요.

대형 생리대로도 2~3시간을 버티기 어려울 만큼 양이 많을 땐 주로 잘 때 사용하는 '오버나이트'를 착용해 보세요. 더 길고, 두툼하며, 엉덩이까지 넓게 감싸 주거든요.

❷ **팬티형 생리대**

처음엔 패드형 생리대를 착용하는 게 서툴 수도 있어요. 잘 착용했다고 해도 밤새 월경혈이 샐까 봐 이쪽으로 누웠다, 저쪽으로 누웠다 하며 잠을 설칠 수도 있고요. 그럴 때 팬티형 생리대를 착용하면 마음이 놓일 거예요.

팬티형 생리대는 패드형 생리대를 속옷처럼 만든 '입는 생리대'라고 생각하면 돼요. 평소 착용하는 속옷 사이즈에 맞춰 크기를 선택하세요. 일반 팬티처럼 다리만 쏙 넣고 올리면 되니, 복잡한 설명 없이도 누구나 쉽게 착용할 수 있어요.

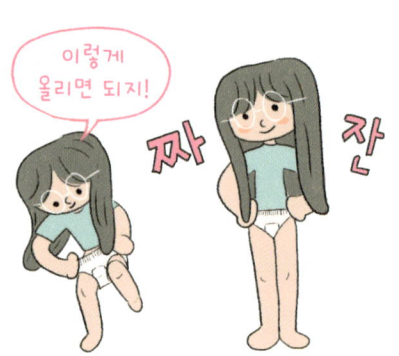

❸ 체내형 생리대

이름 그대로 몸 안에 착용하는 생리대예요. 흔히 '탐폰'이라고 불러요. 길쭉한 원통 모양으로 뭉쳐진 솜(흡수체)에 기다란 실이 달려 있죠. 질 안에 넣은 흡수체에 월경혈이 바로 흡수되기 때문에 대개 몸 밖으로 흘러나오지 않아요. 월경혈의 양에 따라 크기도 다양하고, 보통 4~6시간이 지나면 교체해야 해요.

탐폰은 크게 '디지털형'과 '애플리케이터형'으로 나뉘어요. 디지털형은 포장 비닐 속에 흡수체만 있는 단순한 형태예요.

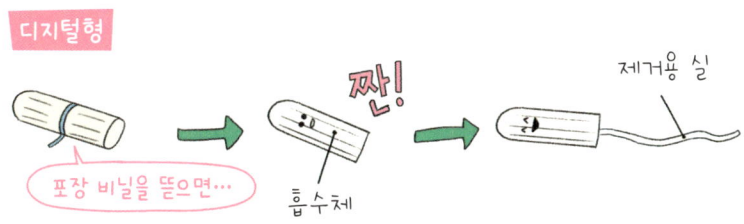

애플리케이터형은 흡수체를 질 안쪽에 쉽게 넣을 수 있도록 도와주는 '애플리케이터'가 흡수체를 감싸고 있어요. 애플리케이터는 외통과 내통으로 되어 있으며, 외통 안에 흡수체가 들어 있답니다. 주로 플라스틱이나 종이 재질로 만들어집니다.

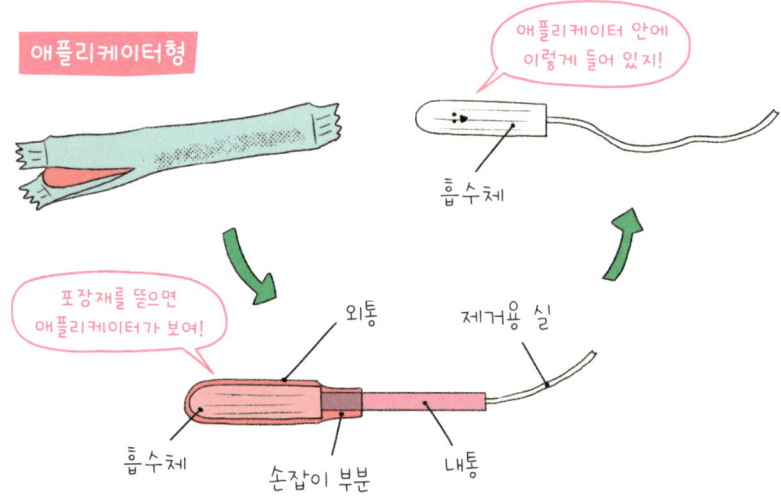

아무래도 몸을 움직이다 보면 패드형 생리대는 처음 붙인 자리에서 비틀리거나 떨어질 수 있어요. 피부에 직접 닿기 때문에 외음부가 가렵거나 오돌토돌 발진이 생기기도 하고요. 또 발레복이나 수영복처럼 몸에 착 달라붙는 복장을 입어야 할 때는 패드형 생리대를 착용하기 어려울 거예요. 이런 불편함을 줄이기 위해 몸 안에 착용하는 생리대가 고안된 거죠.

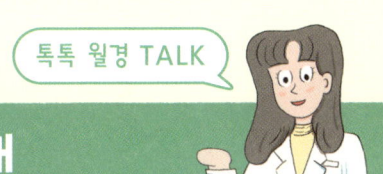

탐폰에 대한 오해

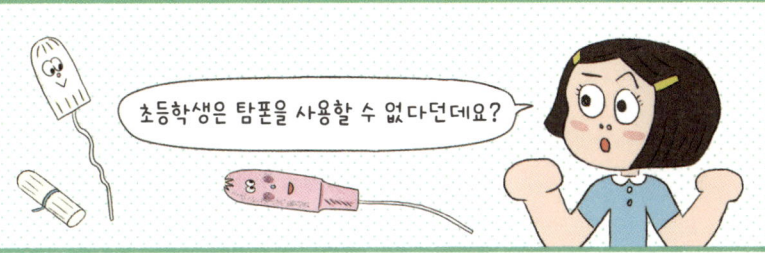

탐폰이 편안하게 느껴지고, 착용과 뒤처리까지 능숙하게 할 수 있다면 초등학생도 사용할 수 있어요. 수영이나 체조, 발레 같은 운동을 하는 학생들은 처음부터 패드형 생리대 대신 탐폰을 사용하기도 하죠.

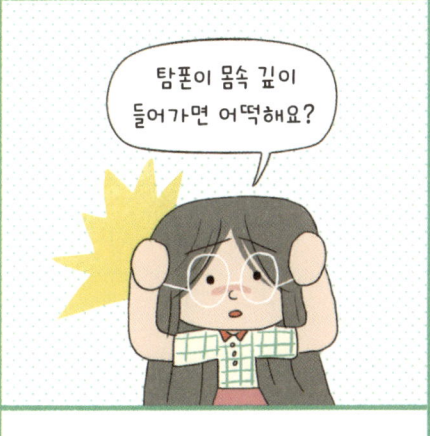

걱정 마세요! 질 안쪽의 근육은 탄력이 있어서 탐폰을 꽉 고정해 주거든요. 또 질에서 자궁으로 이어지는 자궁 경부는 매우 좁기 때문에 탐폰이 들어갈 수 없답니다.

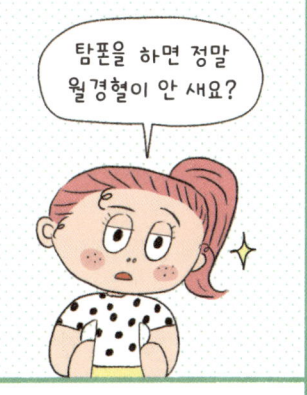

월경혈의 양이 너무 많으면 새어 나올 수도 있어요. 양이 많은 날엔 소형 생리대를 함께 쓰면 마음이 놓일 거예요.

생리대 착용법, 알려 주세요!

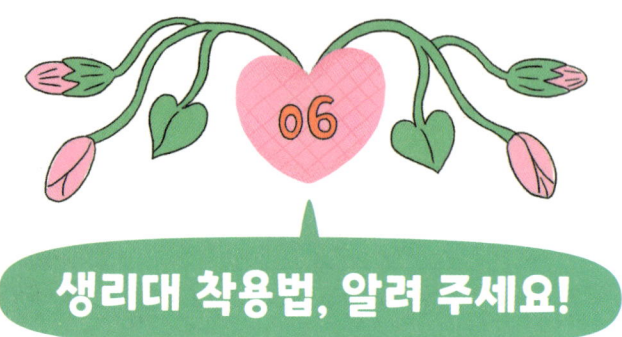

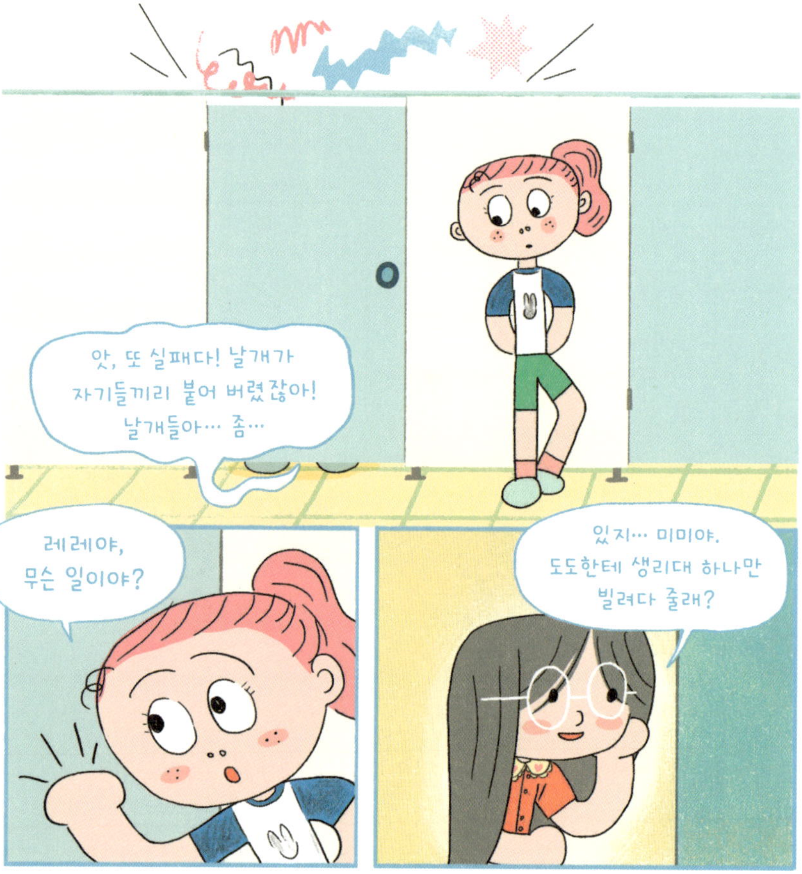

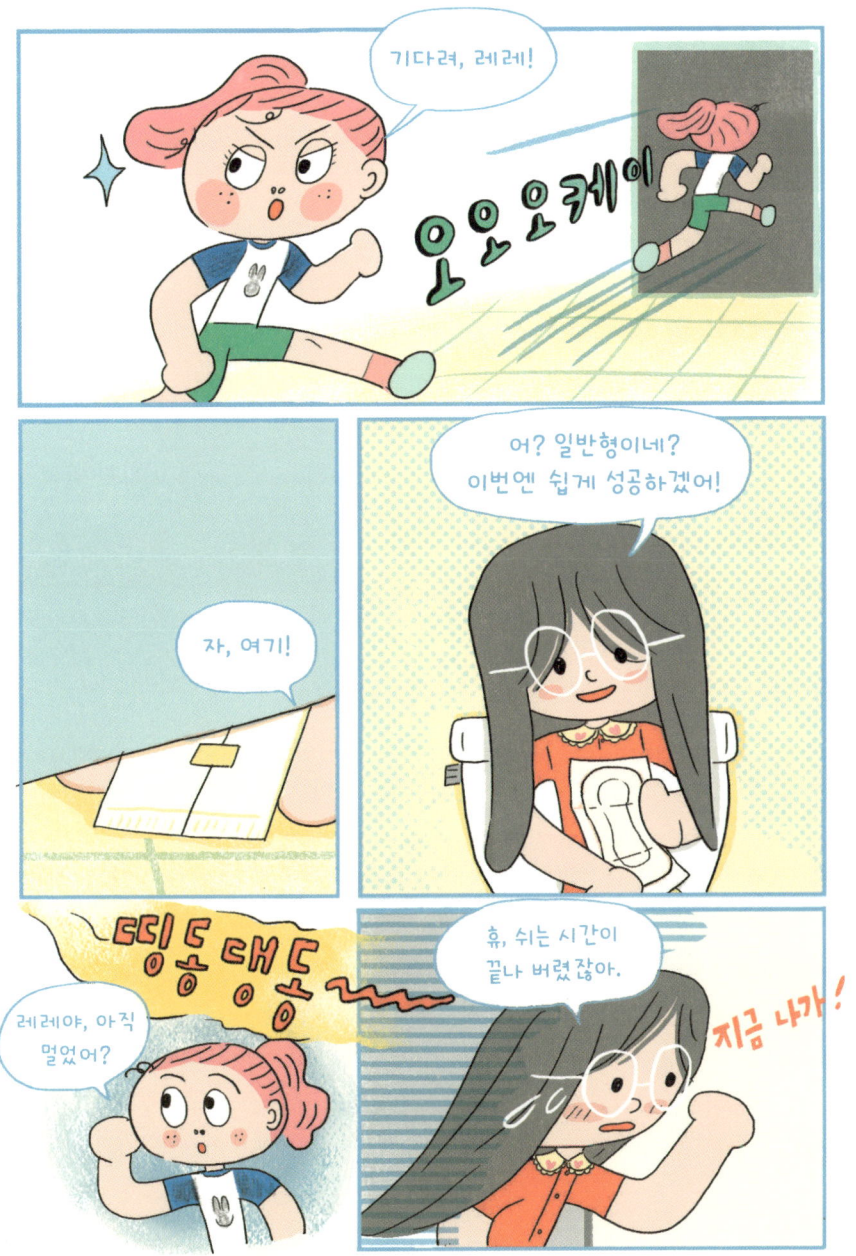

생리대를 착용하기 전, 꼭 기억해야 할 첫 번째 단계가 있어요.

어떤 형태의 생리대를 사용하든 먼저 비누로 손을 깨끗이 씻어야 하죠!

❶ 패드형 생리대 착용법

월경혈을 흡수하는 면이 피부에 닿도록 끈끈한 접착면이 아래로 가게 해서 팬티 안쪽에 붙여요. 처음에는 생리대가 앞이나 뒤로 너무 치우치지 않도록 중심을 잘 맞추는 연습이 필요해요. 생리대 앞쪽의 접힌 선을 팬티 앞쪽 봉제선에 맞춘다고

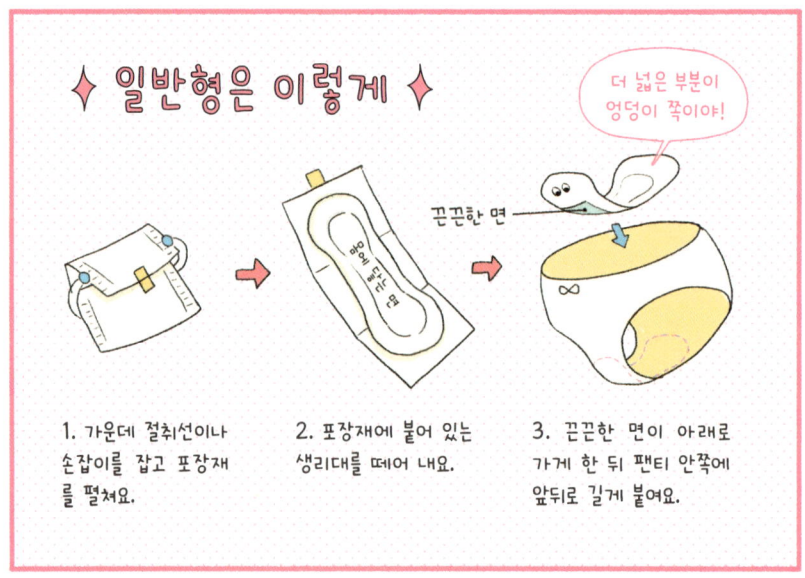

생각하면 쉬워요. 날개형 생리대를 착용할 때는 날개가 본체의 끈끈한 면에 붙지 않도록 주의해야 해요. 날개에도 접착제가 있어서 한번 붙으면 떨어지지 않거든요. 레레가 날개형 생리대를 착용하다가 진땀을 뺀 것도 이런 이유죠.

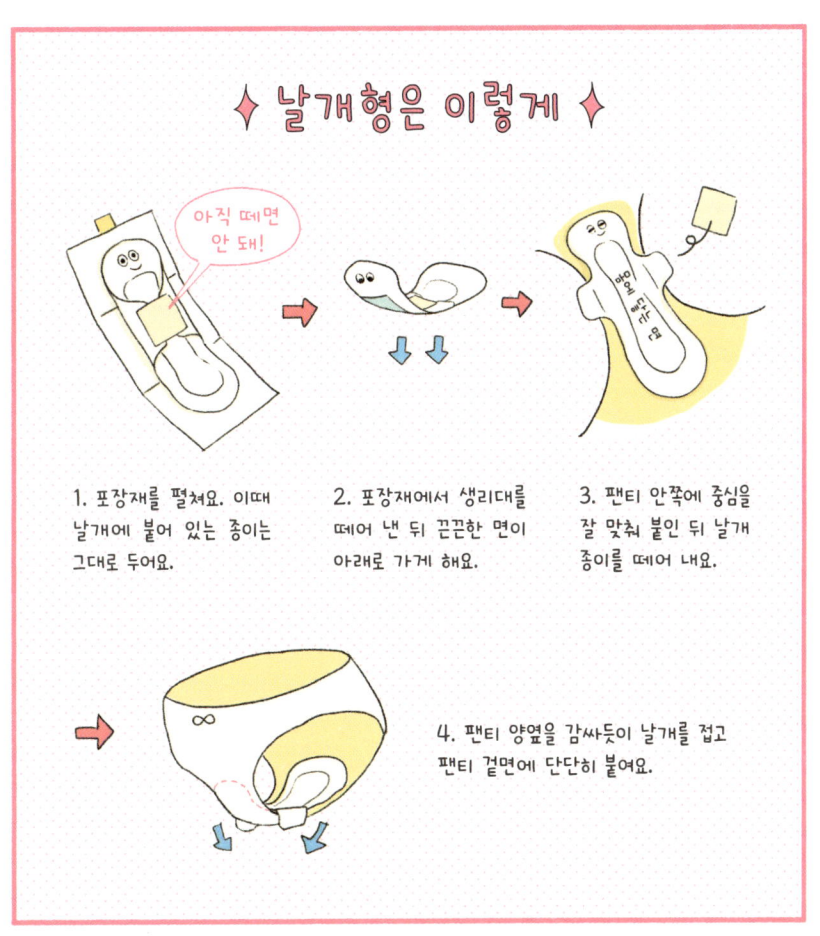

❷ 체내형 생리대 '탐폰' 착용법

탐폰을 편하게 착용하려면 요령과 연습이 필요합니다. 비교적 사용하기 쉬워 많은 사람이 선택하는 애플리케이터형 탐폰

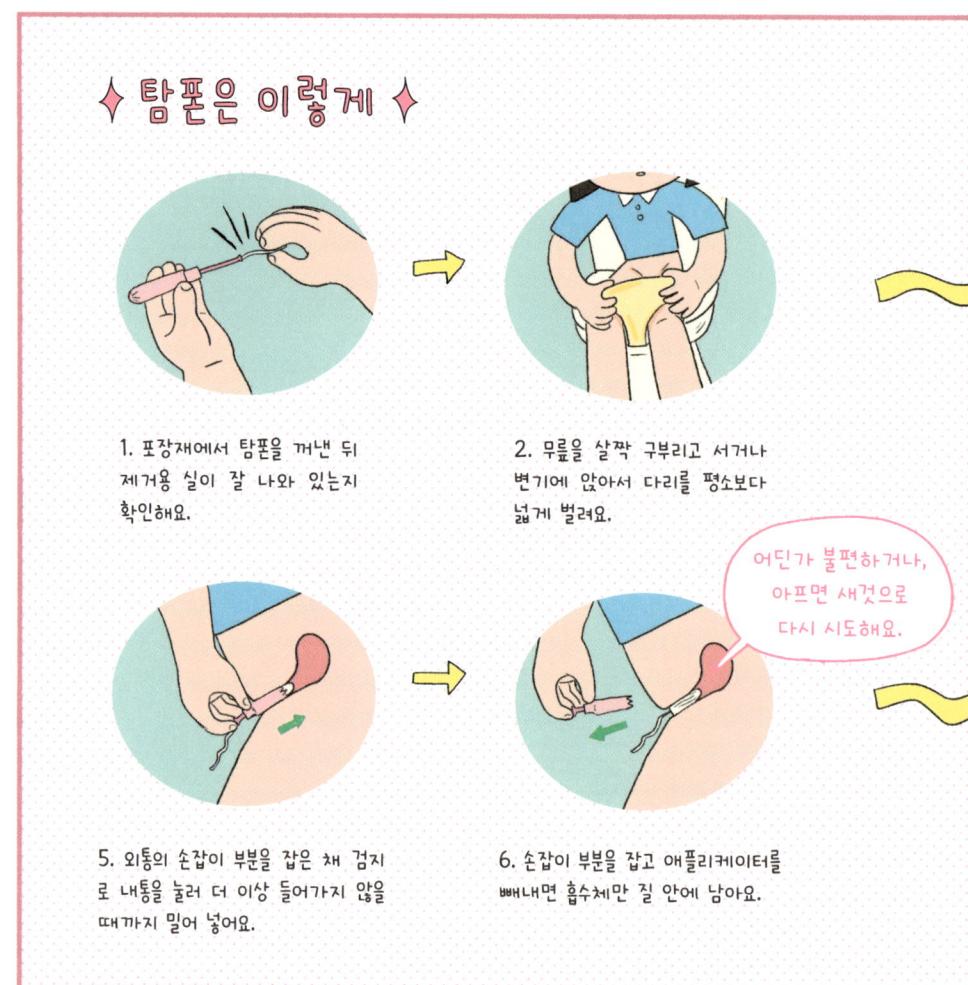

사용법을 알아볼까요? 처음에는 질 입구를 찾는 게 어렵게 느껴질 수 있어요. 후~ 숨을 내쉬며 긴장을 풀고, 16쪽에서 본 '외부 생식 기관'을 떠올려 보세요.

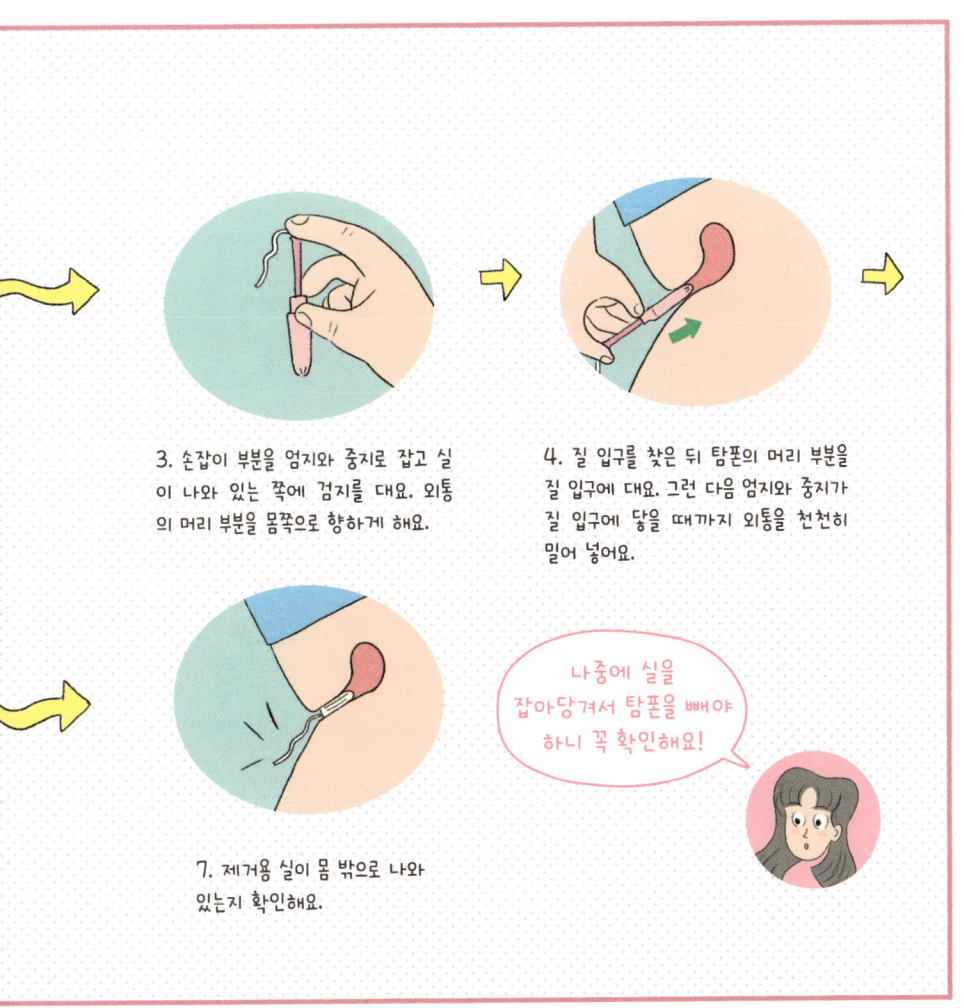

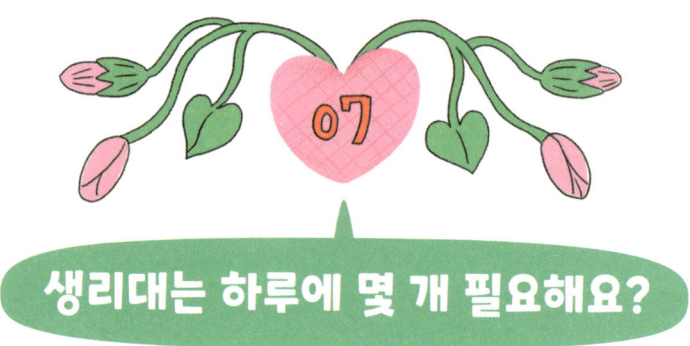

생리대는 하루에 몇 개 필요해요?

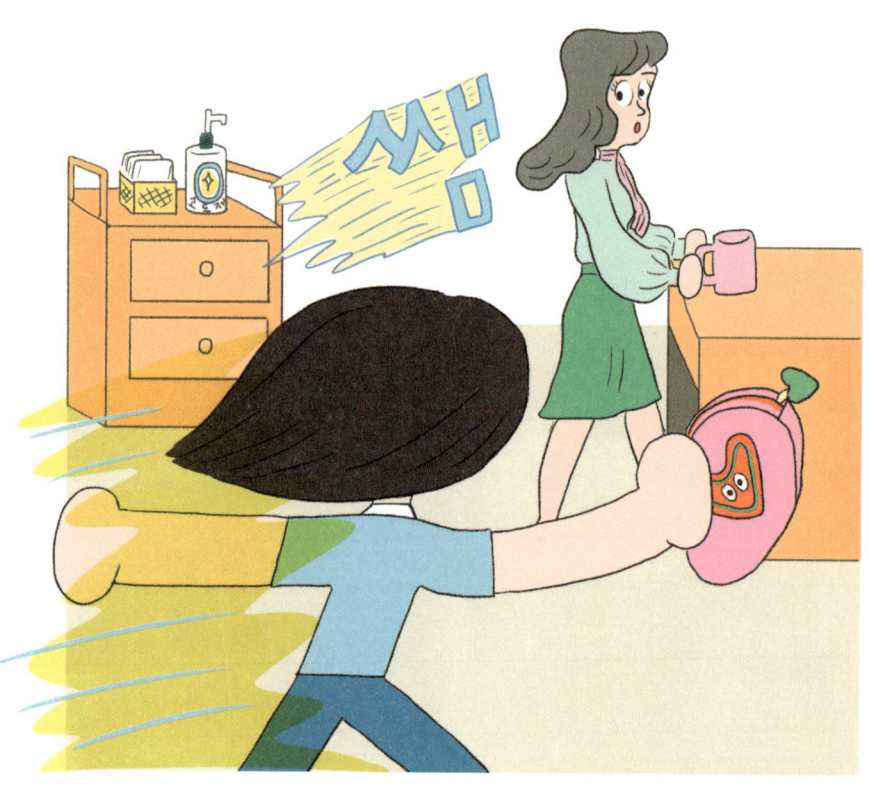

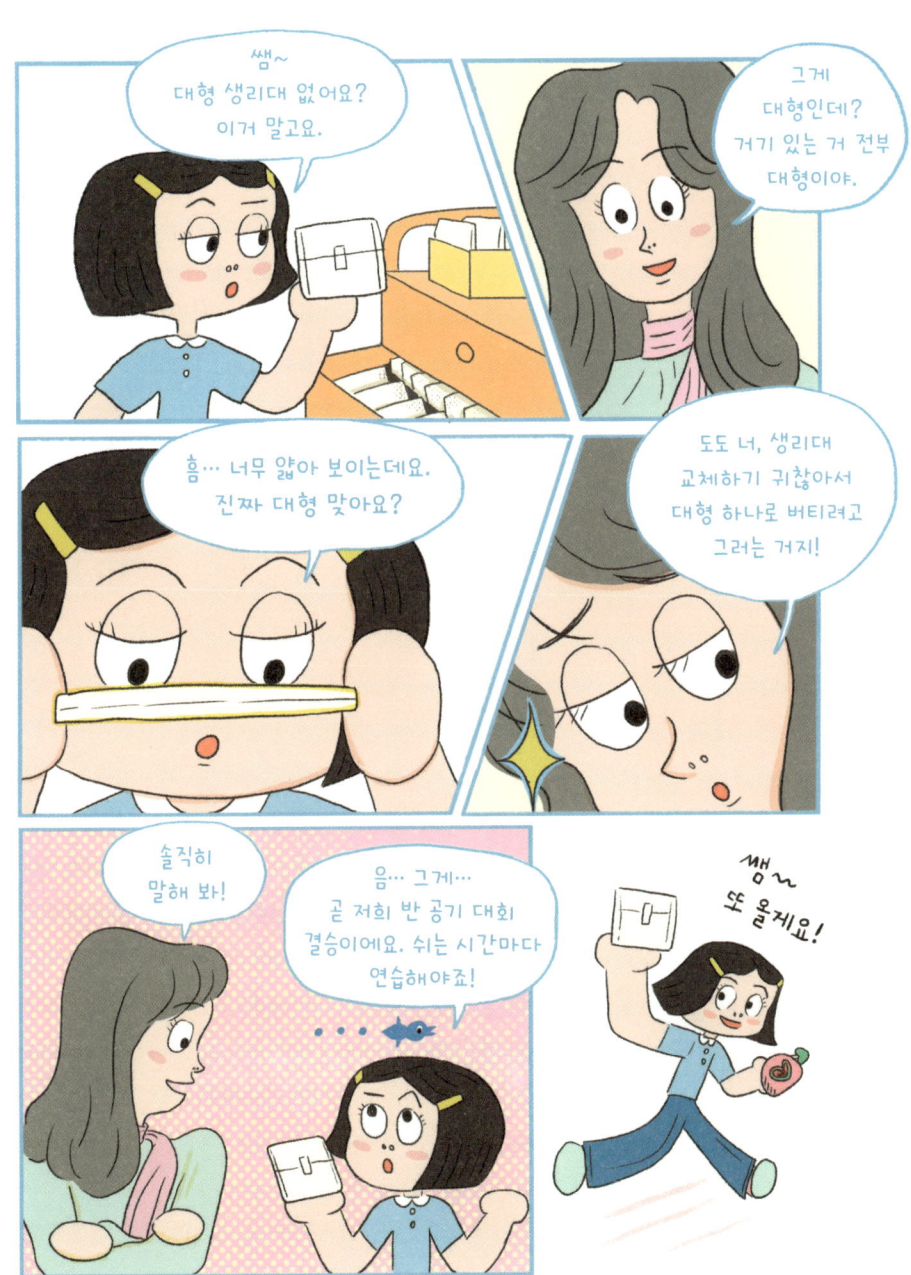

하루 동안 사용하는 생리대 개수는 사람마다 달라요. 패드형 생리대를 기준으로 3~5개에서 많게는 7~8개까지도 사용하죠. 중요한 건 생리대를 교체하는 시간 간격을 잘 지켜야 한다는 거예요!

가능하다면 2~3시간마다 새 생리대로 바꿔 주세요. 생리대가 오랫동안 피부에 닿아 있으면 축축해져 세균이 살기 좋은 환경이 되기 때문이에요.

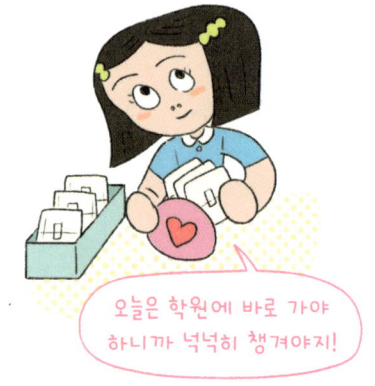

오늘은 학원에 바로 가야 하니까 넉넉히 챙겨야지!

월경혈에 땀이며 세균까지 뒤섞이면 어떻게 되겠어요? 외음부에 가려움이나 뾰루지 같은 피부염이 생길 수 있어요. 퀴퀴한 냄새가 나서 월경에 대한 불쾌한 감정이 생기기도 하죠.

소변을 볼 때마다 새 생리대로 교체하는 것도 좋은 방법이에요. 생리대 안의 화학 물질이 공기와 만나면 좋지 않은 냄새를 풍기거든요. 이미 월경혈이 묻어 축축해진 생리대를 다시 착용하면 기분도 찝찝할 거예요.

 탐폰을 교체하는 시간 간격은 4~6시간으로, 패드형 생리대보다 조금 길어요. 간혹 교체 시간을 훌쩍 넘기거나, 탐폰을 착용하고 있다는 것을 깜빡해 몸속에 탐폰이 있는 상태에서 새 탐폰을 넣는 실수를 하기도 하는데요. 이런 경우 질병으로 이어질 수 있어 특히 조심해야 합니다. 탐폰을 착용한 채 수영했다면 교체한 지 얼마 안 되었더라도 물 밖으로 나오자마자 새 것으로 바꾸는 게 좋아요.

 잠자는 동안에는 탐폰보다는 패드형 생리대를 착용하는 것이 더 안전합니다. 굳이 생리대를 교체하기 위해 일부러 잠에서 깰 필요는 없어요. 잠자는 동안은 신체의 활동이 느려져서 월경혈도 천천히 나오고, 누워 있기 때문에 월경혈도 자궁 속에 잠시 머무르기 때문이에요.

 교체하는 시간 간격과 주의 사항을 잘 지켜야 생리대를 안전하고 편리하게 사용할 수 있습니다.

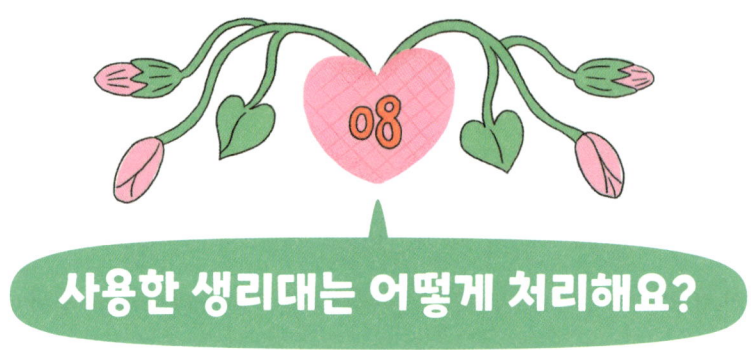

사용한 생리대는 어떻게 처리해요?

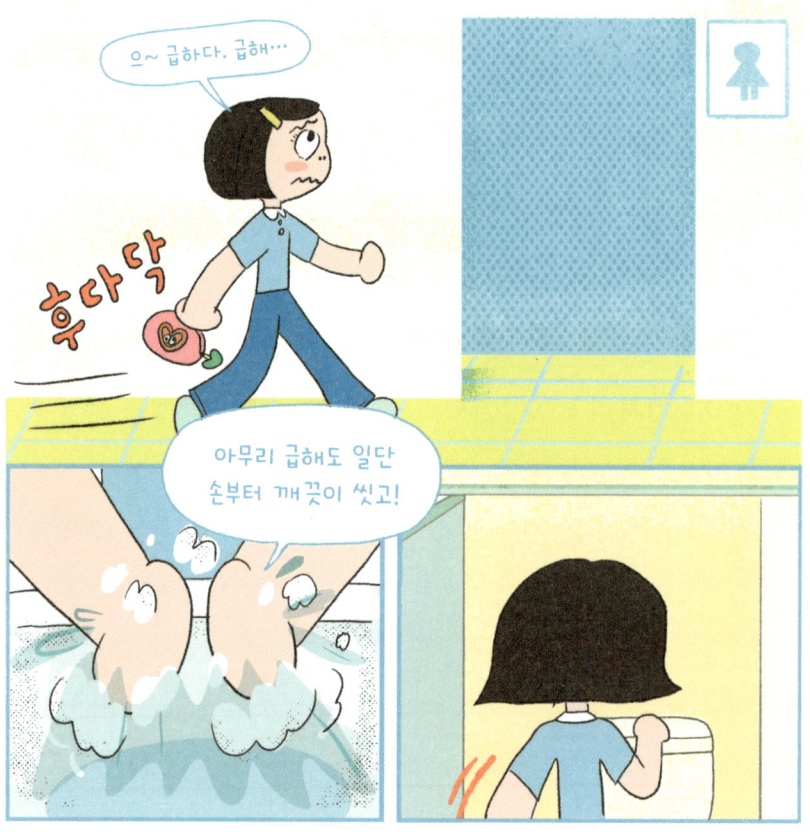

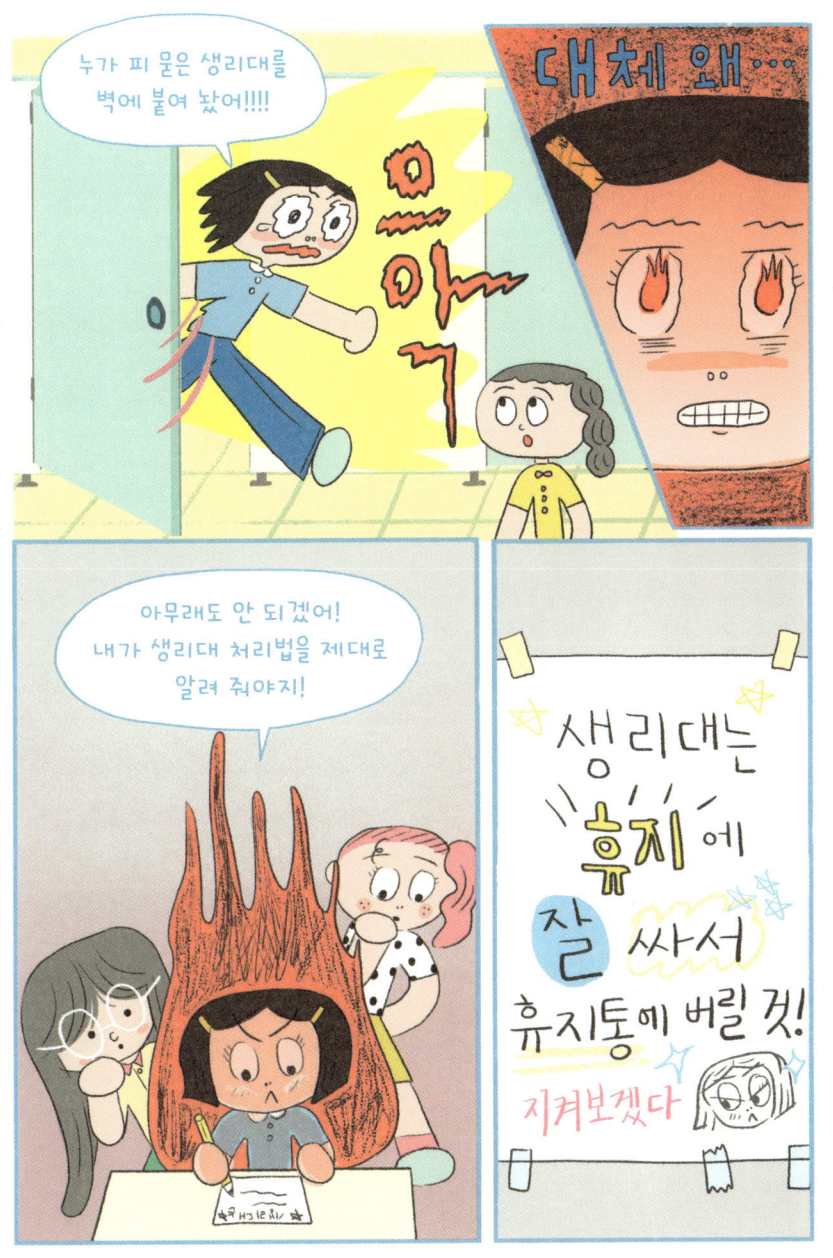

자기 몸에 맞는 생리대를 고르고, 올바른 착용법을 익히는 것만큼 중요한 일이 있어요. 바로 사용한 생리대를 제대로 처리하는 법이죠!

여러 사람이 사용하는 공중화장실에 가면 사용한 생리대가 펼쳐진 채 휴지통에 버려져 있는 모습을 종종 볼 수 있어요. 가끔은 바닥에 널브러져 있기도 하고 심한 경우 앞서 본 것처럼 화장실 벽에 생리대가 붙어 있기도 해요. 월경혈이 묻어 있는 휴지가 아무렇게나 버려져 있는 것도 흔한 일이죠.

아무리 같은 여성이 함께 쓰는 공간이라고 해도 다른 사람이 버린 생리대나 뒤처리한 휴지를 보고 기분 좋을 사람은 없을 거예요. 사용한 생리대를 버릴 땐 이 두 가지를 꼭 기억하세요. 다른 사람에게 불쾌감을 주지 않도록 '청결하게' 처리할 것! 나의 위생도 '철저하게' 지킬 것!

생리대의 종류에 따라 처리 방법은 조금씩 다릅니다. 여러분이 가장 흔하게 접하고 자주 사용하는 패드형 생리대 처리 방법부터 알아볼까요?

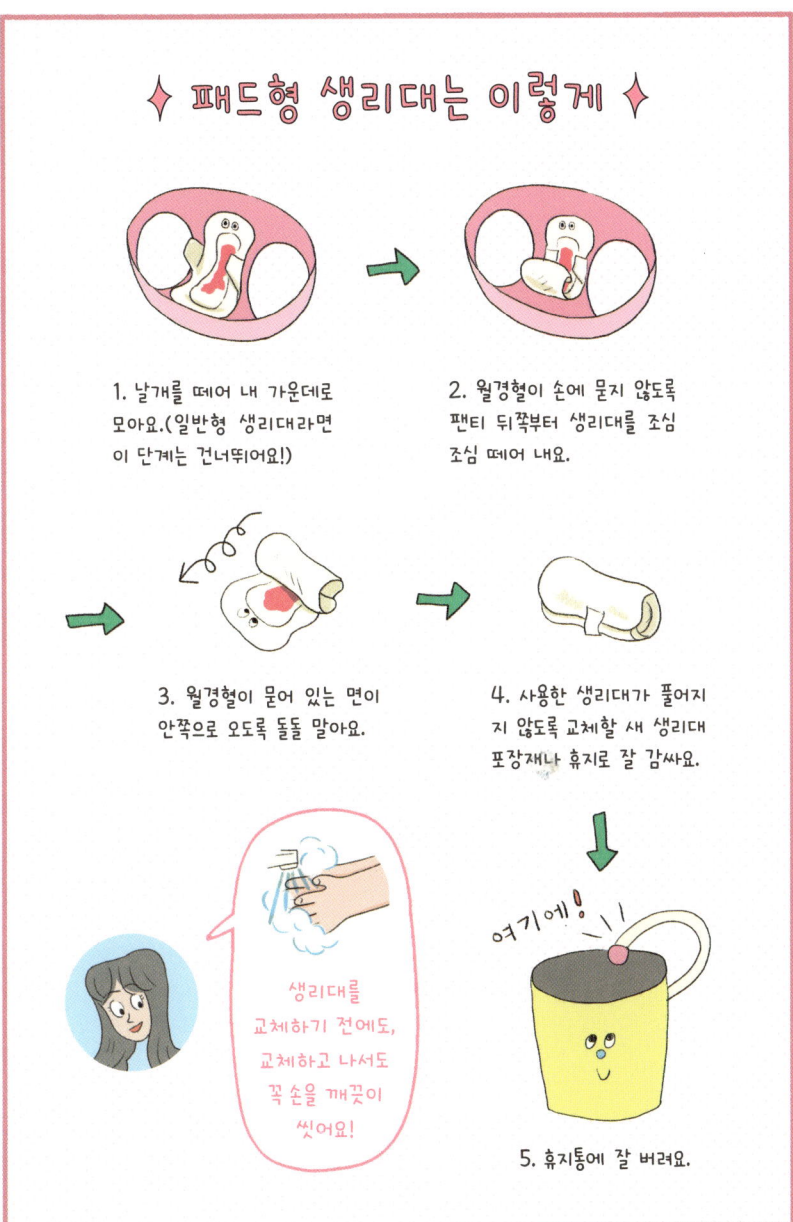

탐폰은 착용 방법도 그랬듯이 처리 방법도 조금 다릅니다. 패드형 생리대와 달리 포장재에 싸서 버리기 힘들기 때문에 꼭 휴지가 필요해요.

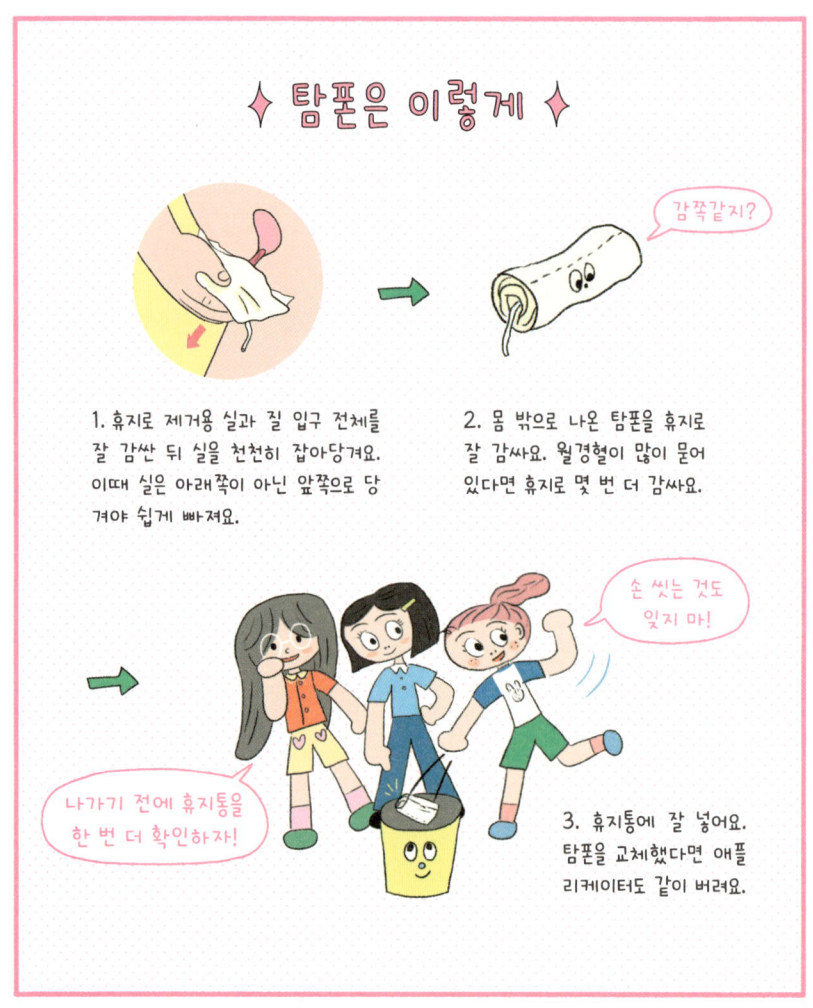

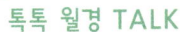

톡톡 월경 TALK

생리대를 버릴 때

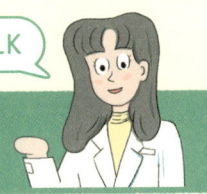

생리대도 휴지처럼 변기에 버리면 안 돼요?

아무리 물에 잘 녹는 휴지여도 많이 넣으면 변기가 막힐 수 있는데, 물에 녹지 않는 생리대를 변기에 버리면 어떻게 될까요? 변기가 막히면 다른 사람에게도 큰 피해를 줄 수 있어요. 생리대는 꼭 휴지통에!

공중화장실에서 '위생용품 수거함'을 본 적 있어요. 그건 뭐예요?

공중화장실의 각 칸 안에는 휴지통을 둘 수 없도록 정해져 있어요. 그래서 사용한 생리대를 버릴 수 있도록 위생용품 수거함을 설치해 둔 거죠.

월경 기간에 친구 집에 놀러 왔는데 화장실에 휴지통이 없어요!

S.O.S

이럴 땐 어떡해요?

화장실에 휴지통을 두지 않는 집도 있어요. 당황하지 말고 친구에게 조용히 비닐봉지를 달라고 말해 보세요. 그런 다음 사용한 생리대를 평소보다 꼼꼼히 감싸 비닐봉지에 넣고 어디에 버릴지 친구에게 물어봅시다. 이럴 때를 대비해 평소 파우치에 작은 비닐봉지나 지퍼 백을 넣어 다니면 좋아요.

09

초경 전, 꼭 준비해야 할 물건들이 있나요?

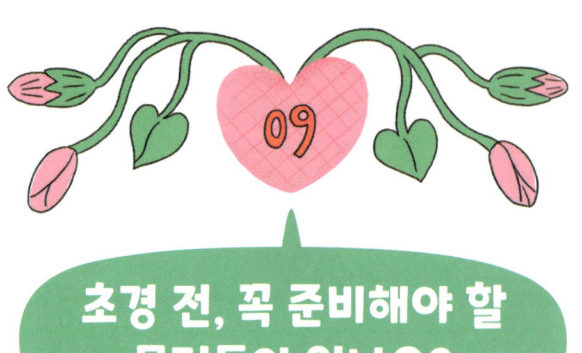

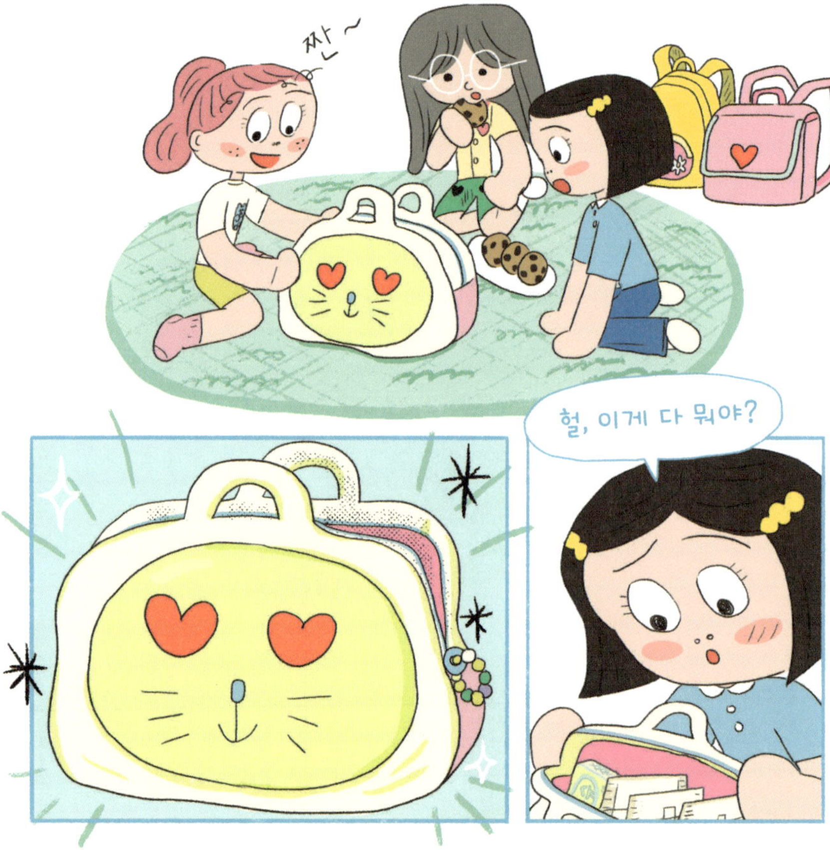

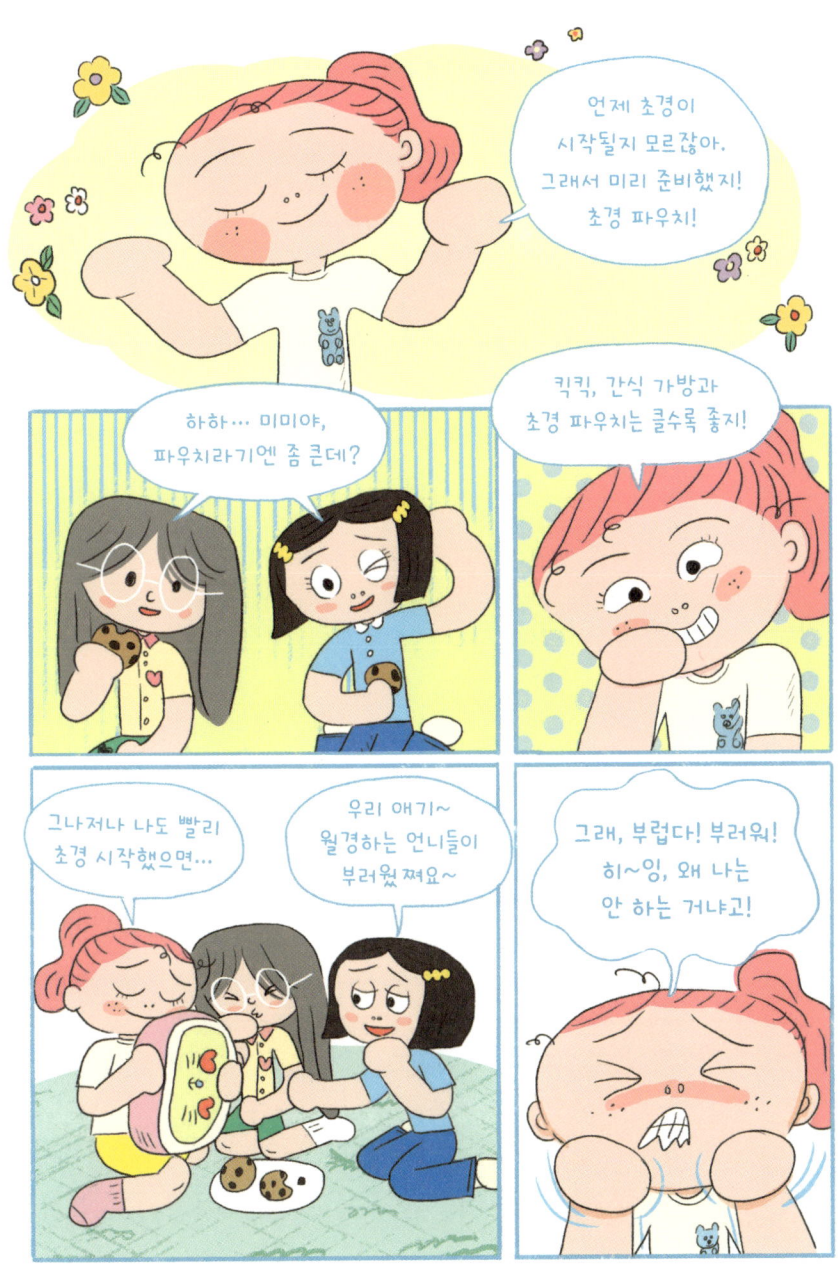

월경에 관해서라면 모든 게 처음이고 낯설기 마련이에요.

초경 전에 무엇을 준비하면 좋을지 지금부터 하나씩 알려 줄게요.

요즘은 '초경 키트'라고 해서 초경을 앞둔 친구들에게 필요한 월경 용품을 꾸러미로 만들어 판매하기도 해요. 이런 선물을 받는 경우도 있겠지만, 아마 처음에는 대부분 엄마나 언니가 이미 쓰고 있는 월경 용품을 함께 사용하게 될 거예요. 그러면서 차츰 자신에게 더 잘 맞고, 필요한 제품을 알아 가게 되겠죠.

❶ 생리대

사실 월경 기간에 꼭 필요한 것은 생리대 하나예요. 앞서 살펴본 것처럼 생리대는 월경혈을 흡수할 수 있는 양에 따라 크기가 다르기 때문에 우선 크기별로 준비해 두면 좋아요.

마트의 월경 용품 코너를 둘러보세요. 요즘은 생리대 종류가 무척 다양해요. 한 회사에서도 여러 제품이 나오죠. 이것저것 들어서 포장재에 적힌 문구를 읽어 보고 어떤 재료와 성분으

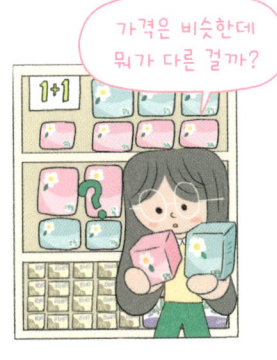

로 만들어졌는지, 가격은 어떤지 비교해 보세요.

처음부터 너무 많이 살 필요는 없어요. 여러 회사에서 새로운 제품을 계속 내놓거든요. 한 제품을 써 본 다음 어떤 점이 좋고 나쁜지, 가격은 적당한지, 내 몸에 잘 맞았는지 등 느낀 점을 적어 두면 다음 선택에 도움이 될 거예요.

❷ 월경 팬티와 위생 팬티

월경 팬티 안에는 분비물을 빠르게 흡수해 잡아 두고 밖으로 새지 않도록 막아 주는 여러 겹의 특수 원단이 덧대어져 있어요. 팬티 자체가 생리대 역할을 하기 때문에 따로 생리대를 착용하지 않아도 된다는 게 가장 큰 장점이죠! 아직 생리대 착용이 서툰 친구들도 안심하고 사용할 수 있답니다.

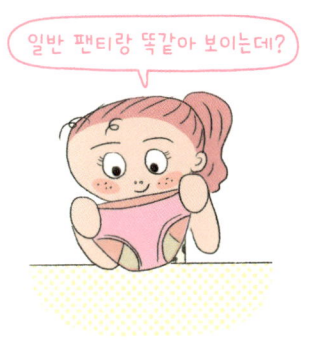

물론 장점만 있는 것은 아니에요.

간혹 월경 팬티의 흡수량보다 월경혈이 많으면 밖으로 새어 나오기도 하거든요. 흡수된 월경혈이 채 마르지 않은 상태에서 화장실에 갔다가 다시 입으면 팬티가 축축해서 불쾌감을 느낄 수도 있어요.

위생 팬티를 입는 것도 좋은 방법이에요. 위생 팬티는 일반 팬티처럼 생리대를 부착하고 입는 속옷이에요. 안에 얇은 방수천이 덧대어져 있어서 생리대에서 월경혈이 조금 새더라도 한 번 더 막아 준답니다.

❸ 짙은 색 속옷과 잠옷

월경 팬티나 위생 팬티의 바스락거리는 촉감이 싫은 친구도 있을 수 있어요. 공기가 잘 통하지 않는 느낌이 들거나 다리 사이를 꽉 조이는 것 같아 답답하고, 저리고, 아픈 친구도 있을 거예요.

월경 중에는 여러분의 몸에 편안한 용품을 사용하는 것이 가장 중요합니다. 꼭 기능성 팬티를 입지 않아도 돼요. 짙은 색 면 팬티를 착용하면 혹시 월경혈이 묻더라도 눈에 띄지 않고 세탁하기도 수월하죠. 또 월경 기간에 입을 수 있도록 헐렁하고 색이 짙은 잠옷을 준비하면 더욱 안심할 수 있어요.

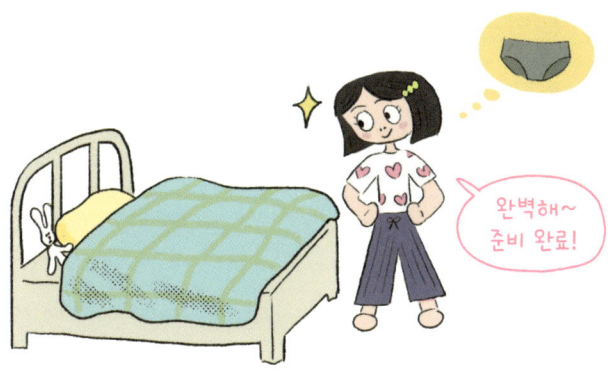

④ 짙은 색 담요

월경 기간에는 이불이나 침대 패드 위에 짙은 색의 얇은 담요를 깔면 좋습니다. 밤새 뒤척이다 월경혈이 새더라도 침구를 통째로 빨아야 하는 번거로움을 줄일 수 있으니까요.

⑤ 작은 파우치

언제, 어디서 갑자기 월경이 시작될지는 아무도 정확히 알 수 없어요. 그럴 때를 대비해 마음에 드는 작은 파우치에 꼭 필요한 생리대 2~3개, 짙은 색 면 팬티 1장, 지퍼 백, 휴지나 물티슈 등을 챙겨 가방에 넣어 다니면 든든할 거예요. 속옷에 월경혈이 묻었을 경우 바로 갈아 입을 수 있고, 갑자기 월경이 시작된 친구에게 도움을 줄 수도 있겠죠.

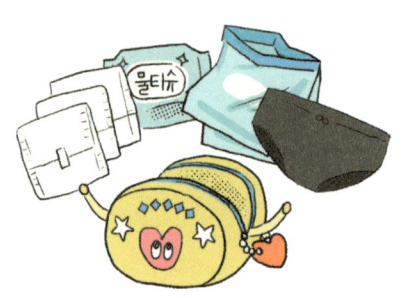

처음에는 서툴고, 누군가의 도움이 필요할 수도 있지만, 괜찮아요. 조금만 지나면 혼자서도 거뜬히 할 수 있게 될 테니까요. 초경에 대한 막연한 걱정은 이제 조금 내려놓을 수 있겠죠?

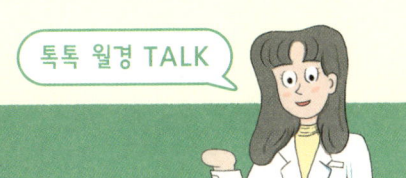

초경 준비물 목록

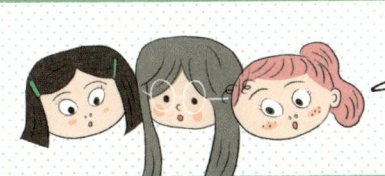

아래 체크리스트를 보면서 월경 용품과 개수 등을 미리 점검해 보자!

품목		개수	특이 사항
패드형 생리대	소형		
	중형		
	대형		
	오버나이트		
	면 생리대		
팬티형 생리대			
체내형 생리대(탐폰)			
월경 팬티			
위생 팬티			
짙은 색 면 팬티			
속바지			
휴지			
물티슈			
비닐봉지 또는 지퍼 백			
손수건			

*꼭 필요한 것만 먼저 체크해요!

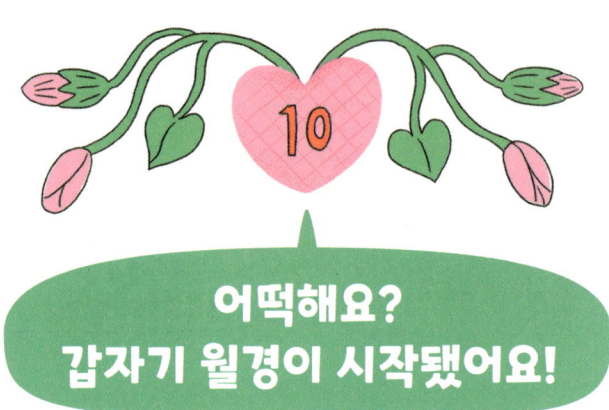

10

어떡해요?
갑자기 월경이 시작됐어요!

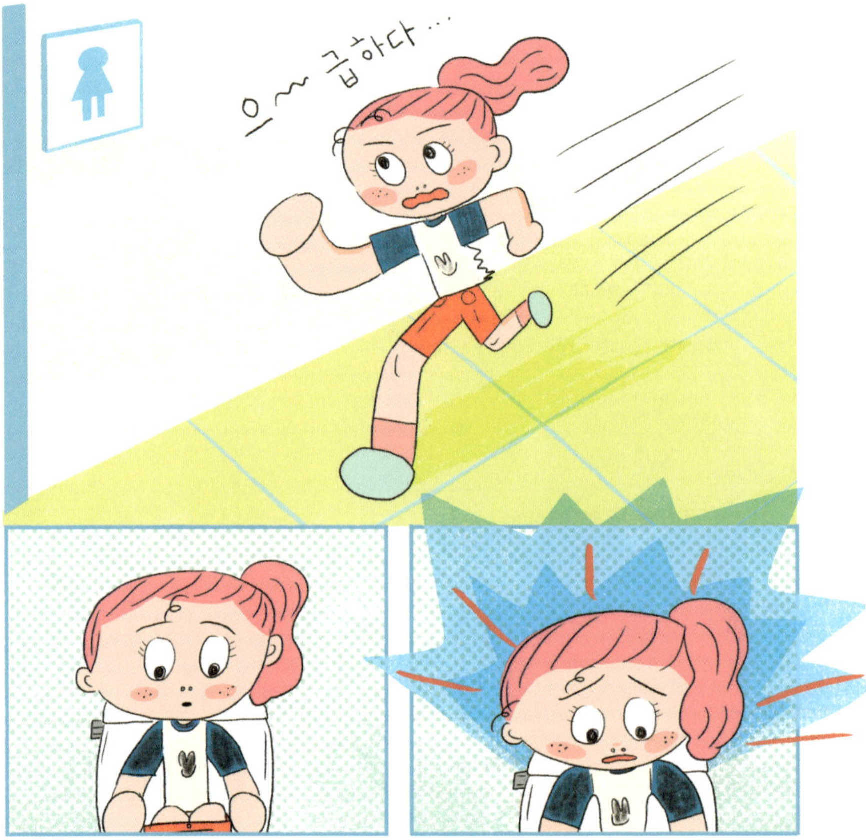

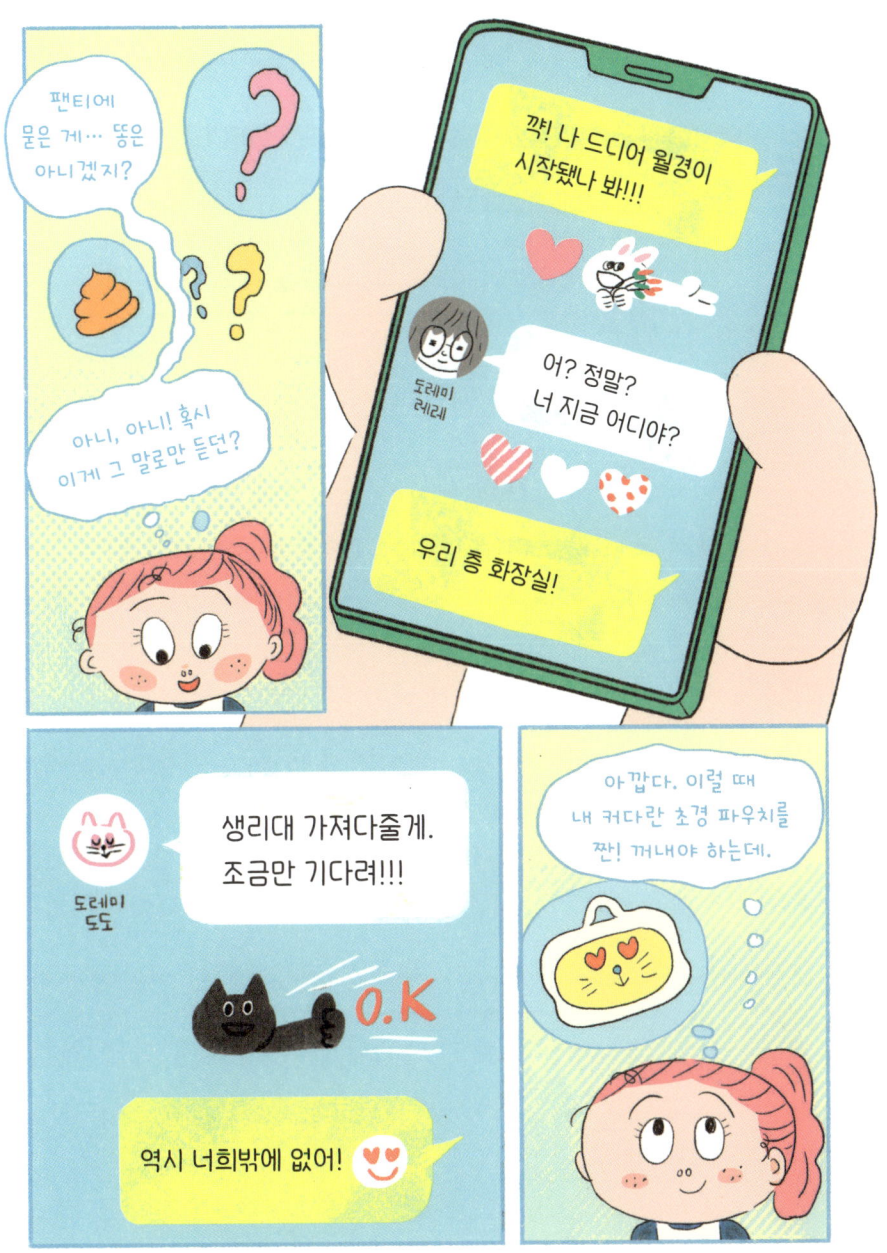

"나 이제 시작한다!" 하고 월경이 시작되면 얼마나 좋을까요? 며칠쯤 시작될지 예측은 할 수 있어도 정확히 언제, 어디서, 어떤 상황에서 월경이 시작될지는 아무도 알 수 없어요.

특히 초경이 시작되고 얼마 동안은 월경이 돌아오는 시기가 들쑥날쑥할 수 있습니다. 예상치 못한 순간에 월경이 찾아왔을 때 당황하지 않도록 미리 대비하는 것, 정말 중요하겠죠?

❶ 밤에 잠을 자다가 갑자기!

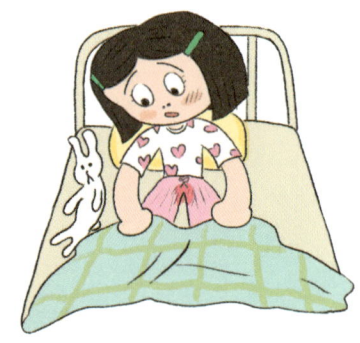

이미 속옷에는 월경혈이 묻었을 거예요. 이런 상황은 다 큰 어른들도 종종 겪는 일이랍니다! 잠옷과 침대 패드, 이불에까지 묻었다 해도 놀라지 말고 천천히 움직여 보세요. 갑자기 일어나는 순간 중력 때문에 월경혈이 주르륵 흘러나올 수 있거든요.

그럴 땐 화장실로 가서 월경혈이 묻은 속옷과 잠옷을 벗고 흐르는 물로 가볍게 씻어 주세요. 벗은 옷과 이불은 대야에 찬물을 받아서 담가 두거나, 적당한 곳에 잘 두었다가 다음 날 부모님에게 알리면 함께 정리할 수 있어요.

다 씻은 뒤에는 짙은 색 속옷으로 갈아입고 오버나이트를 착용해요. 팬티형 생리대를 착용하는 것도 좋아요. 평소에 생리대 1~2개를 화장실에 두면 편할 거예요.

자, 이제 다 되었어요. 다시 편안한 마음으로 잠들 준비를 해 볼까요?

❷ 학교 수업 시간에 갑자기!

가장 좋은 방법은 선생님에게 잠깐 화장실에 다녀오겠다고 말하는 거예요. 너무 조용해서 말하기 어렵나요? 누군가 '왜 쟤는 수업 시간에 화장실에 가지?' 하는 눈빛으로 쳐다볼까 봐 걱정되나요? 그럴 땐 선생님과 눈을 마주치려 노력해 보세요. 그리고 선생님이 가까이 오면 조그만 목소리로 이야기하거나 '선생님, 저 월경이 시작된 것 같아요. 화장실에 다녀올게요.'

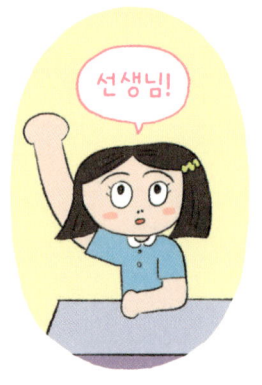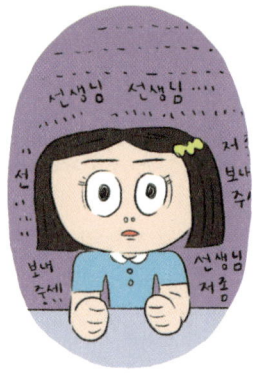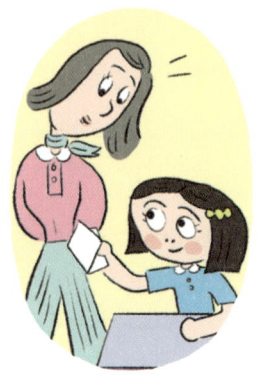

하고 쪽지에 적어서 보여 줘도 좋아요.

이 방법은 도저히 안 되겠다고요? 그럴 땐 수업이 끝날 때까지 기다렸다가 쉬는 시간에 생리대를 챙겨 화장실에 가서 해결해도 됩니다.

생리대가 없으면 가까이에 있는 친구에게 부탁해 보세요. 학교에 생리대 무료 자판기가 있다면 그걸 이용하면 돼요. 그리고 보건실에는 늘 월경 용품이 준비되어 있답니다.

속옷에 아주 조금 묻었다면 휴지나 물티슈로 잘 닦으면 되지만, 너무 많이 새어 나와서 혼자 처리하기 힘든 상황이 생길 수도 있어요. 그럴 땐 어른의 도움을 받아야 해요. 보건실에 가면 보건 선생님이 적절한 방법을 찾아 줄 거예요. 새옷으로 갈아

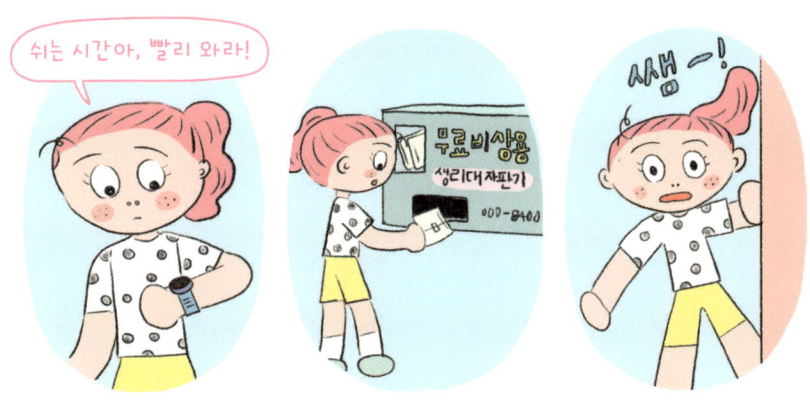

입어야 할 정도라면 집으로 연락도 해 줄 수 있어요.

보건실에 학생이 많아서 선생님이 여러분을 못 챙겨 줄까 봐 걱정되나요? 보건 선생님은 여러분에게 도움이 필요하다는 걸 잘 알고 있어요. 순서를 기다렸다가 꼭 이야기해 보세요.

❸ 길을 걷다가 갑자기!

가장 가까이에 있는 공중화장실을 찾아보세요. 공공 기관이나 대형 빌딩에는 누구나 자유롭게 이용할 수 있는 열린 화장실이 마련돼 있습니다. 지하철역 안에도 화장실이 있죠. 만약 개찰구 안에만 화장실이 있을 땐 호출 버튼을 눌러 화장실을 이용하겠다고 말하면 안으로 들어갈 수 있답니다. 평소에 친구들과 가는 햄버거 가게나 떡볶이 집 건물에도 화장실이 있는 경우가 많고, 대부분 사용할 수 있어요.

　화장실을 찾았다 해도 월경 용품이 없다면 당황스러울 거예요. 그래도 방법은 있답니다. 편의점에는 2~4개씩 소포장된 생리대를 팔거든요. 지하철역 화장실에는 생리대나 물티슈 등을 파는 자판기가 있고요. 화장실 안이나 주변에 있는 여자 어른에게 상황을 말하고 생리대를 구할 수도 있죠. 여러분도 같은 처지의 여성이 도움을 요청하면 주저하지 말고 도와주세요. 또 백화점이나 대형 쇼핑몰 안내 데스크에도 생리대가 비치되어 있는 경우가 많으니 가서 물어보세요.

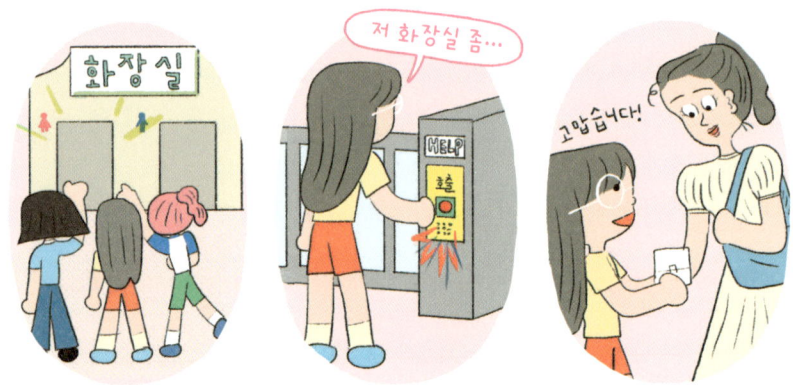

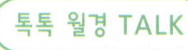 톡톡 월경 TALK

월경혈이 묻었을 때

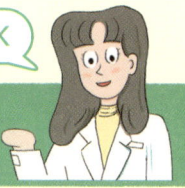

"팬티에 월경혈이 묻었어요!"

묻은 부분만 '찬물'에 살살 비벼 월경혈을 없앤 뒤 세제를 묻혀 빨아요. 꼭 찬물이어야 해요! 혈액에는 단백질 성분이 있어서 뜨거운 물로 빨면 고기가 익듯이 굳어 버리기 때문에 잘 지워지지 않아요.

"월경혈이 묻고 시간이 조금 지났는데도 지워질까요?"

그럴 땐 찬물에 하루 정도 담가 두었다가, 세제를 사용해 빨아 보세요. 대부분 말끔히 지워져요.

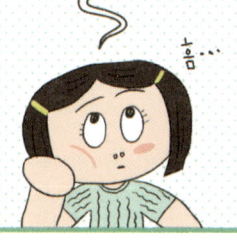

"어쩌죠? 묻은 지 시간이 꽤 지나서 얼룩이 잘 안 지워져요!"

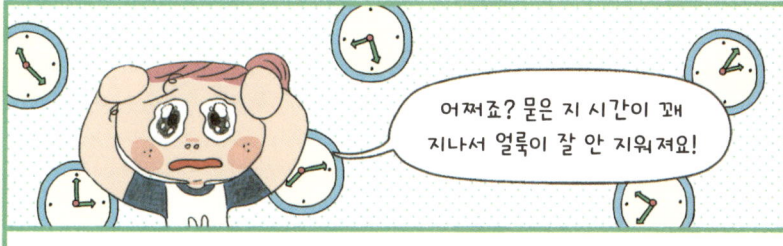

약국에서 살 수 있는 과산화수소수를 얼룩진 곳에 톡톡 떨어뜨려 보세요. 거품이 보글보글 올라오면서 핏자국이 흐릿해지는 걸 볼 수 있어요. 또 미지근한 물에 과탄산소다를 풀고 담가 두는 방법도 있어요. 하루 정도 지나면 얼룩이 하얗게 변해 있을 거예요. 단, 주의할 점이 많으니 꼭 어른의 도움을 받아야 해요.

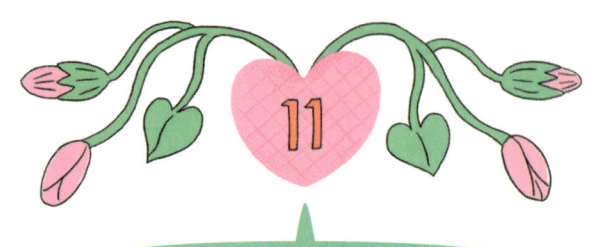

11 다음 월경이 언제 시작될지 알 수 있나요?

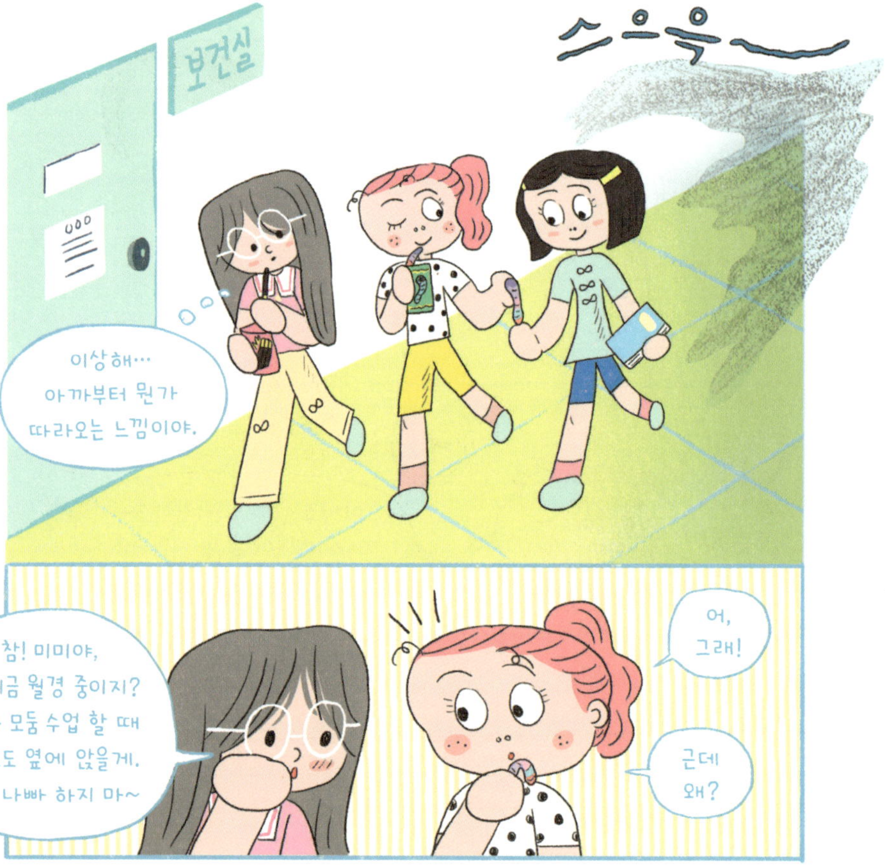

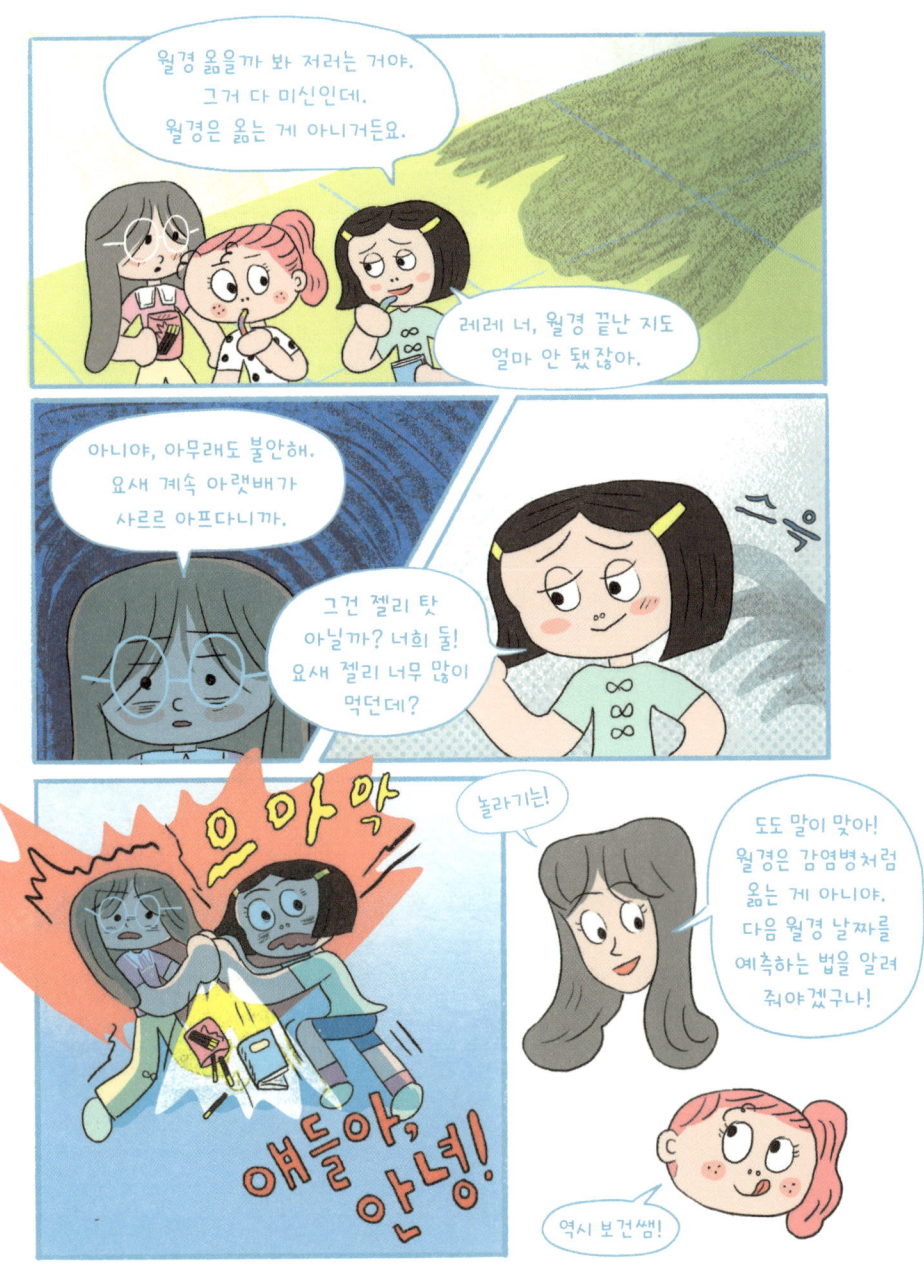

지난달 월경이 시작된 날부터 이번 달 월경이 시작되기 전날까지를 '월경 주기'라고 합니다. 평균적인 월경 주기는 28~30일이에요.

자신의 월경 주기를 알면 다음 월경 예정일을 헤아릴 수 있어요. 월경 주기를 파악하기 위해 가장 먼저 해야 할 일은 매달 달력에 '월경이 시작된 날'을 표시하는 거예요. 월경 주기 앱을 활용해도 좋아요. 시작일을 저장해 두면 다음 월경 시작일을 자동으로 계산해 줘서 편리하답니다.

왜 월경이 시작된 날을 표시하느냐고요? 월경이 다 끝난 줄 알았는데, 다음 날 다시 월경혈이 조금씩 나올 때도 있거든요. 그런 상태가 2~3일 이어지면 언제가 끝난 날인지 분명하지 않잖아요. 반면 월경혈이 조금이라도 나오면 그날을 월경 시작일로 보면 돼요. 핏빛이 살짝 보였다가 하루 쉬고 다시 월경이 시작되었다면, 처음 핏빛이 비친 날을 시작일로 보면 되죠.

월경 시작일을 서너 달 꾸준히 기록해 봅시다. 월경 주기는 사람마다 다르고, 조금씩 짧아지기도 길어지기도 해요. 세 달

동안의 월경 주기를 기록한 뒤 평균을 내 보세요. 그게 바로 여러분의 평균 월경 주기랍니다!

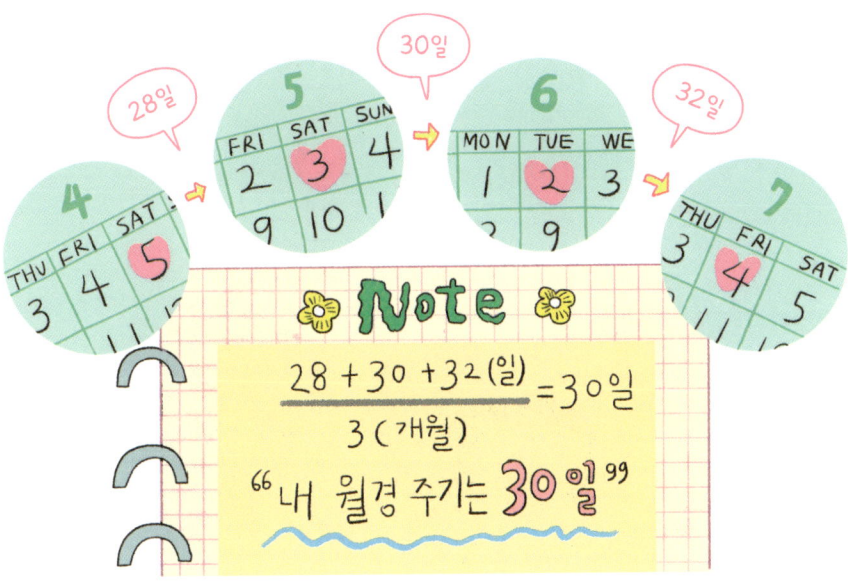

늘 마지막 월경 시작일을 꼭 기억해 두세요. 이 날짜는 앞으로 사는 동안 여성 건강 검진을 받을 때 기본이 되는 중요한 정보예요. 또 월경 주기를 알아 놓으면 생존 수영 수업이라든가 수학여행, 가족들과 떠나는 캠핑처럼 특별한 일정이 월경 기간과 겹칠 경우 미리 대비할 수 있겠죠.

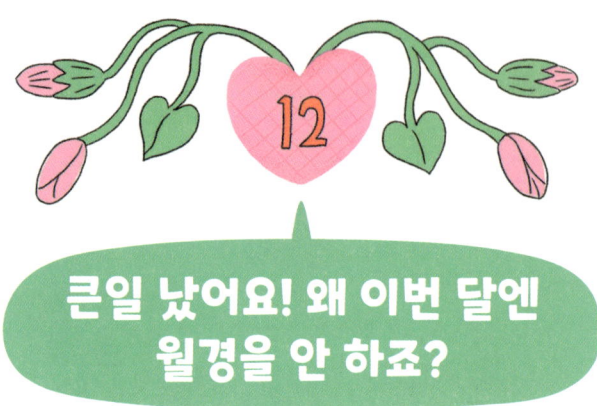

12

큰일 났어요! 왜 이번 달엔 월경을 안 하죠?

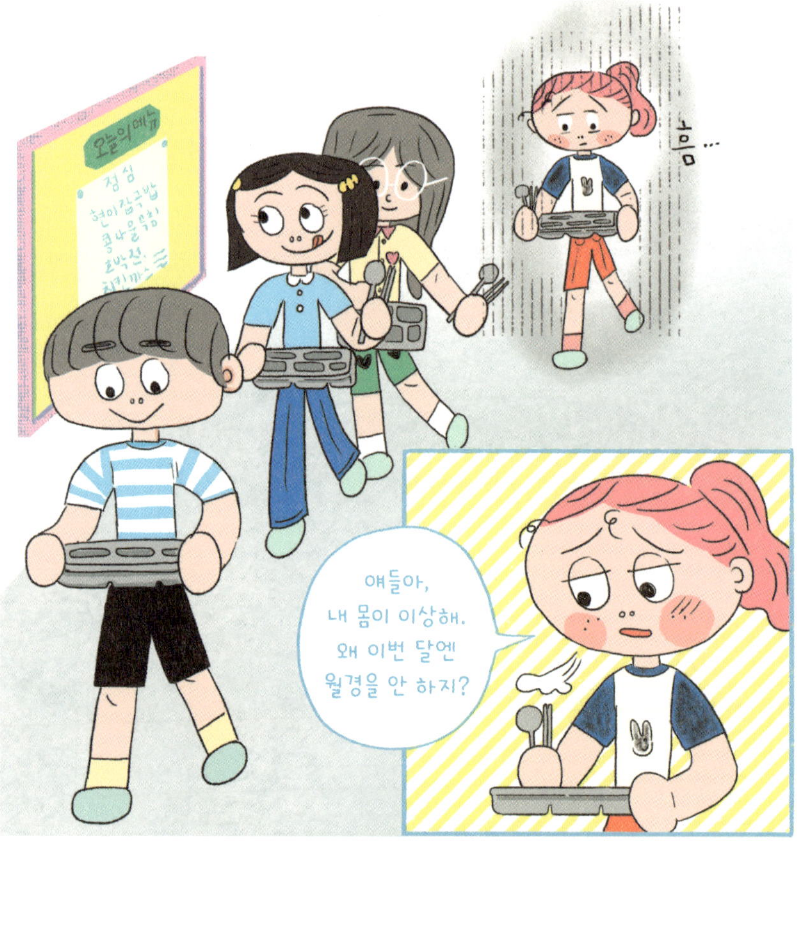

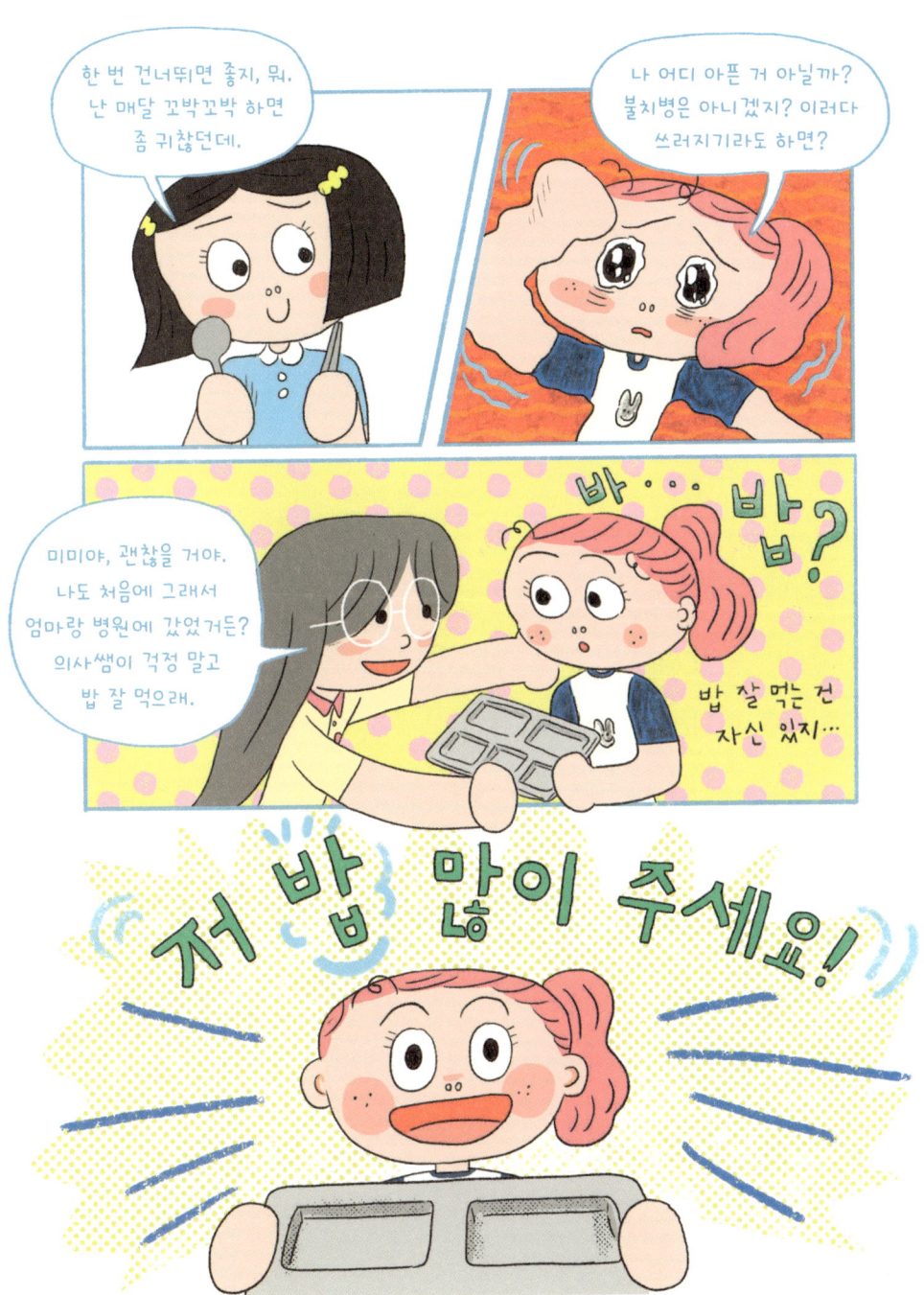

월경은 예고도 없이 어느 날 짠 나타나서 여러분을 놀라게 하더니
이번엔 올 때가 지났는데도 감감무소식이라 걱정을 끼치는군요.
이제 좀 친해지나 했는데, 아직도 월경에 관해 알아야 할 게 많습니다.

앞서 설명한 배란과 월경의 관계를 떠올려 볼까요? 한 달에 한 번, 난소에서 나온 난자가 나팔관으로 이동하는 과정을 배란이라고 했죠. 자궁으로 이동한 난자가 정자를 만나지 못하면 (임신이 되지 않으면) 자궁 내막의 일부가 허물어지면서 수명이 다한 난자가 피, 분비물 등과 함께 흘러나오는 현상이 월경이고요.

그런데 초경을 시작하고 1~2년 동안은 배란이 되지 않아도 월경을 할 수 있어요. 월경 주기도 들쭉날쭉 일정하지 않죠. 시간이 흘러 여러분의 몸이 자라고, 호르몬들이 서로 역할을 잘 주고받아서 균형을 이루면 월경 전에 매번 배란이 일어나요. 그러면 매달 규칙적으로 월경을 하게 돼요.

따라서 초경이 찾아온 뒤 월경 주기가 불규칙하다고 해도 건

강에 특별한 문제가 없다면, 마음을 편하게 가지고 몸이 스스로 균형을 찾아 가는 시간을 기다려 주세요.

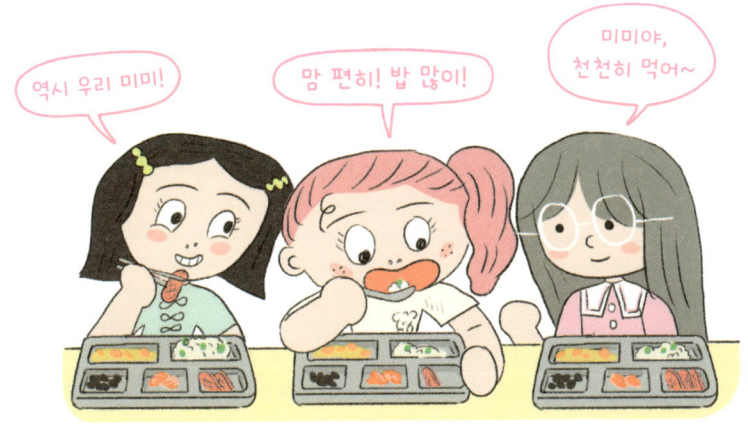

단, 너무 오랫동안 동안 월경을 하지 않거나, 월경 주기와 상관없이 불규칙하게 피가 나거나, 월경혈이 나오지 않는데도 통증이 심하게 계속되거나 쉽게 다스려지지 않을 때, 혹은 감정 변화가 심하다고 생각되면 꼭 병원에 가야 해요. 의사 선생님이 필요한 몇 가지 검사를 통해 원인을 확인하고 알맞은 치료 방법을 찾아 줄 테니 너무 겁먹을 필요는 없어요.

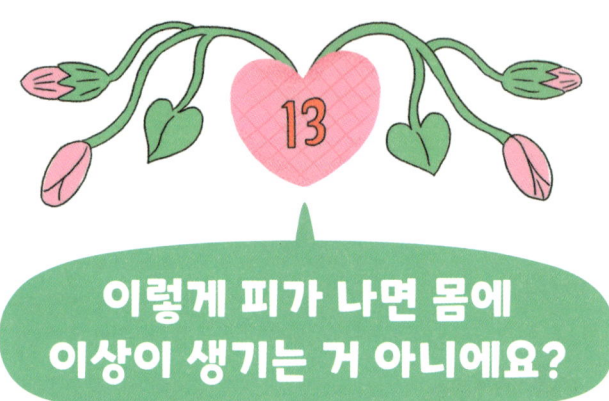

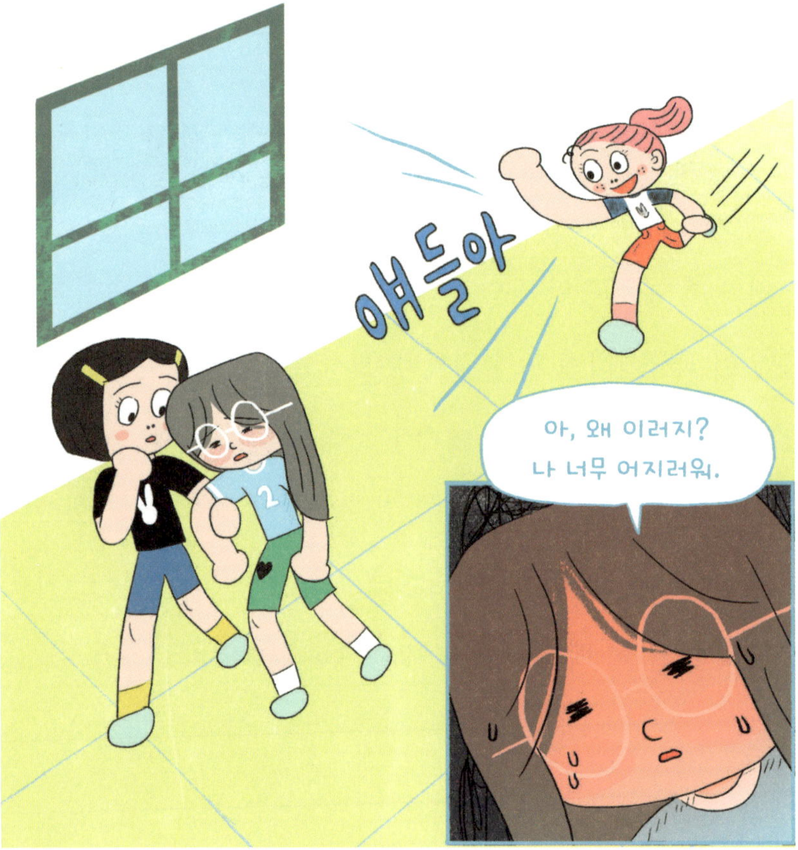

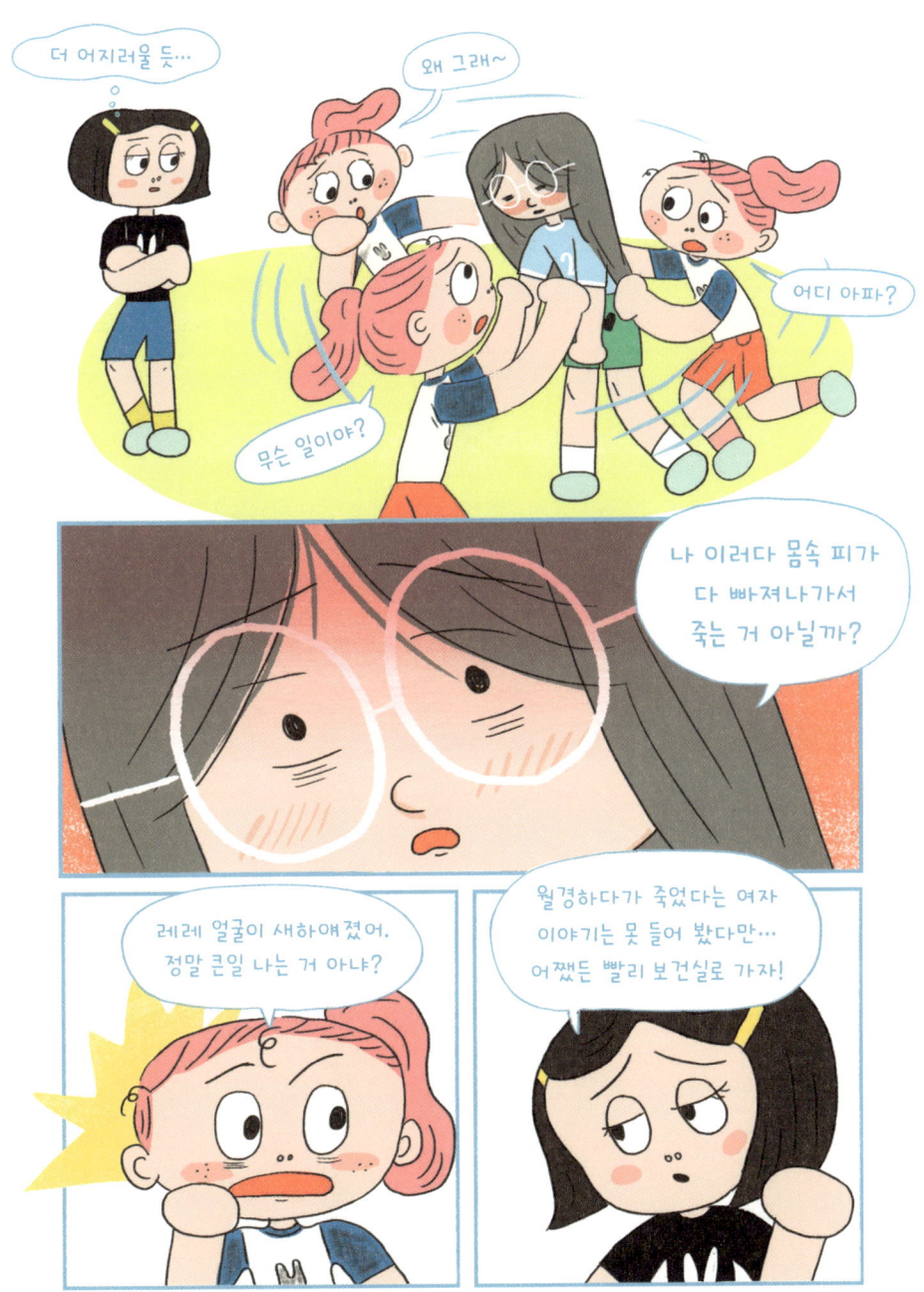

일반적으로 피가 난다는 건 몸 어딘가에 상처가 났다는 뜻일 테니 월경 기간 동안 몸에서 계속 피가 나면 놀라고 무서울 수 있어요. '혹시 병원에 가서 치료받아야 하는 건 아닐까?' 걱정될 수도 있고요.

결론부터 말하자면 한 달에 한 번, 월경을 하는 동안 우리 몸에서 계속 피가 나오는 건 아주 정상적인 현상이에요.

게다가 월경혈은 상처 부위에서 나는 순수한 피와는 다르죠. 월경혈에는 피뿐만 아니라 수정되지 않은 난자, 허물어진 자궁 내막, 분비물이 함께 섞여 있다고 했잖아요. 그래서 무릎이 까졌을 때 나온 피와 달리 월경혈은 피딱지처럼 조금 거무튀튀해요. 코피처럼 맑게 흐르는 게 아니라 끈끈하거나 덩어리져 있기도 합니다.

사람에 따라 다르지만 월경은 대개 2~7일 정도 이어져요. 이 기간에 나오는 월경혈의 양은 평균 30밀리리터, 많아도 80밀리리터 정도예요. 우리 몸속 혈액의 양이 보통 4~4.5리터쯤 이니 그에 비하면 아주 적은 양이라고 할 수 있어요. 이렇게 말해도 얼마나 적은 건지 감이 안 오죠? 작은 요구르트병의 용량이 65밀리터이니 그 절반 정도밖에 안 되는 거예요.

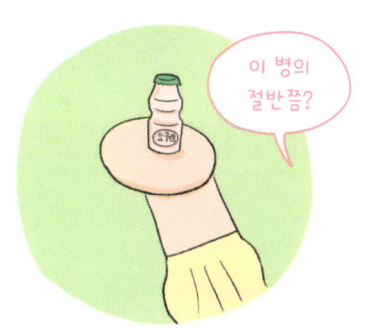

물론 몸에서 무언가 빠져나가고 있으니 때로는 혈압이 낮아지고, 기운이 없을 수도 있어요. 이 증상이 꼭 빈혈(혈액 속의 혈색소가 모자라 생기는 증상)과 비슷해 헷갈릴 수 있지만, 건강한 대부분의 여성이라면 월경 때문에 빈혈이 생기지는 않아요. 특히 월경이 시작되고 2~3일 차에는 대형 생리대가 젖을 만큼 많은 양의 월경혈이 나올 수 있는데 이 또한 정상이니 걱정하지 않아도 돼요.

월경혈의 양과 색은 월경을 할 때마다, 또 사람마다 조금씩 다를 수 있는데요. 월경 기간 내내 2~3일 차처럼 지나치게 많은 양이 나온다거나, 맑고 새빨간 피가 나온다면 꼭 병원에 가 봐야 해요. 월경 기간 동안 몸에서 일어나는 변화를 잘 관찰해 봅시다.

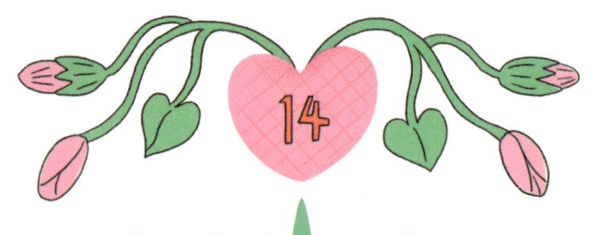

월경 기간만 되면 왜 배가 아플까요?

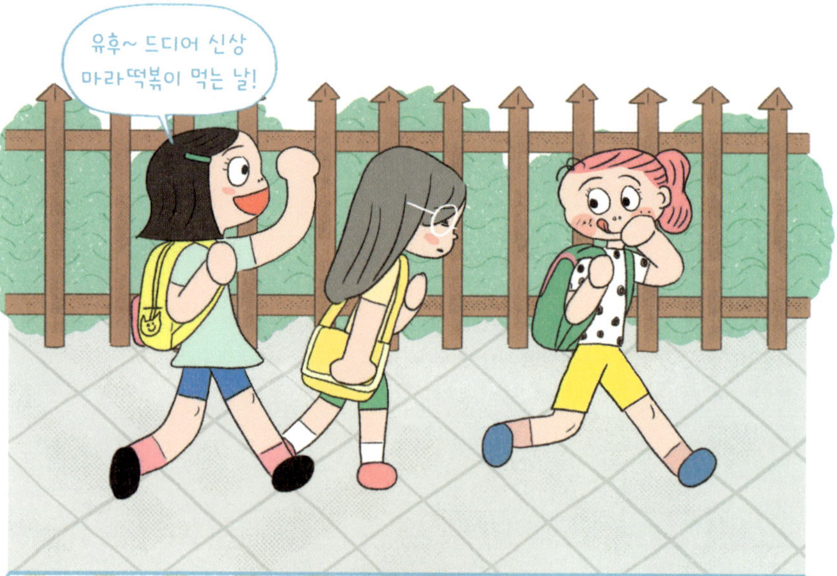

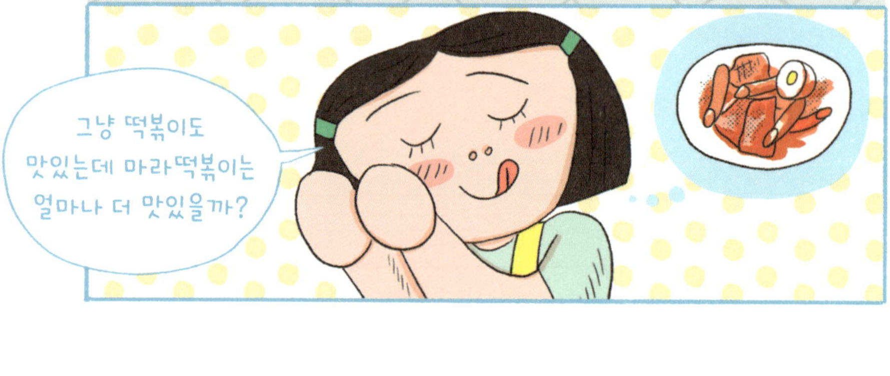

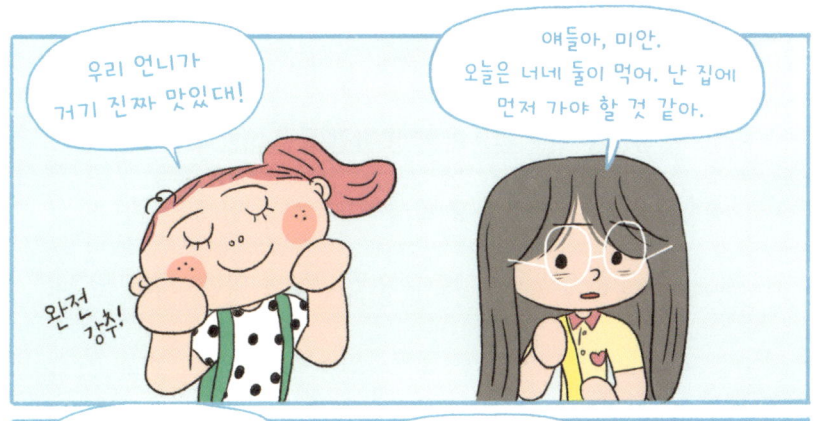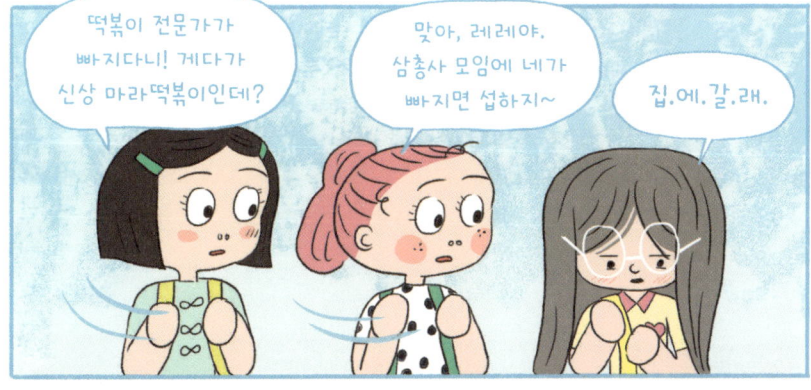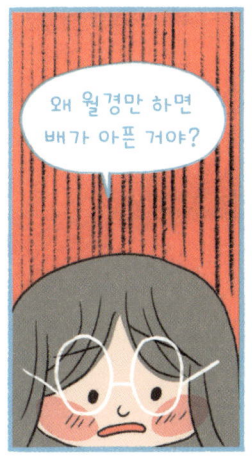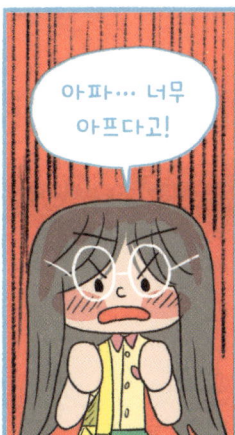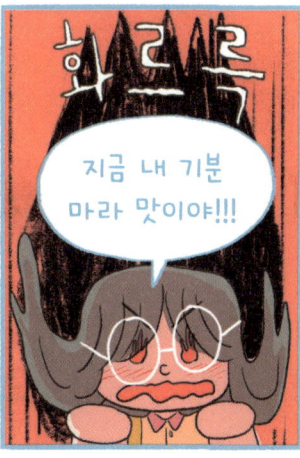

저런, '월경통'을 겪고 있군요. 월경 기간 동안 아랫배에 느껴지는 통증을 월경통이라고 해요. 묵직하기도 하고, 안에서 무언가 빠져나올 것 같은 느낌이 들기도 해요. 찢어질 듯 아픈 사람도 있고요.

두꺼워졌던 자궁 내막이 허물어질 때 자궁이 움찔거리며 이런 통증이 생기는 거예요. 자궁이 있는 아랫배뿐만 아니라 배 전체, 허리, 등, 옆구리, 심지어 허벅지 안쪽까지 아프기도 해요. 사람마다 아픈 부위도, 정도도, 지속 기간도 달라요. 월경통이 아예 없는 사람도 있고, 없던 월경통이 나중에 생기는 사람도 있어요.

호르몬의 영향으로 월경통이 생기기도 합니다. 어떤 호르몬은 월경혈이 흘러나올 때 피가 나오는 것을 막으려고 혈관을 수축시키는데, 그 때문에 또 통증이 생깁니다.

가슴이 커지면서 아픈 것도 호르몬의 영향이에요. 월경혈이 자궁에서 빠져나갈 때 여러 가지 호르몬들이 도와주는데, 이 호르몬들이 가슴까지 달려가 따끔하고, 찌릿하고, 뻐근하고 욱

신거리는 느낌을 들게 하는 거죠.

꼭 기억합시다! 월경통은 건강하지 않아서 생기는 게 아니라, 월경 기간에 겪을 수 있는 현상 중 하나예요. 자기 몸을 잘 돌보며 월경통에 대비하는 게 중요합니다.

아래 표는 병원에서도 사용하는 '통증 척도'예요.

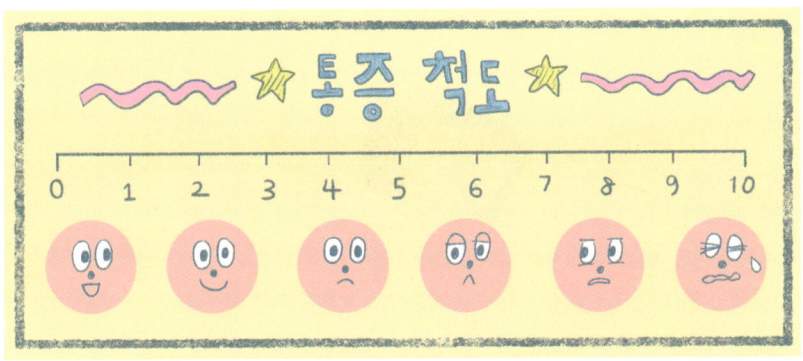

1은 가장 약한 통증, 10은 가장 심한 통증이에요. 이번 월경통은 어느 정도였는지 숫자로 기록해 보세요. 그리고 따뜻한 찜질을 할 때, 간식을 먹을 때, 편하고 부드러운 옷을 입고 있을 때, 쉬고 있을 때 등 언제 통증이 잠잠해지는지 잘 관찰해 보세요. 그런 다음 지난달과 이번 달에 통증이 어떻게 달라졌는지 비교하며 나만의 월경통 대처법을 찾아봅시다.

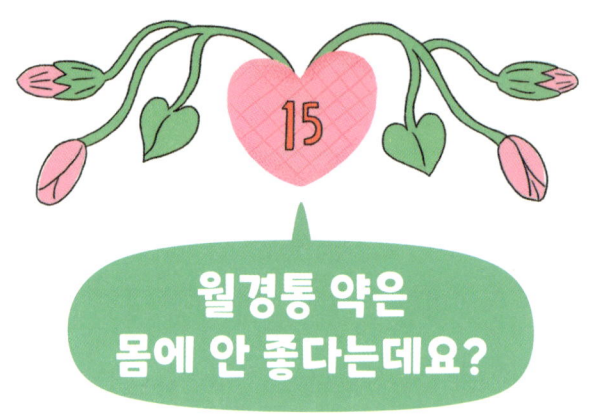

월경통 약은 몸에 안 좋다는데요?

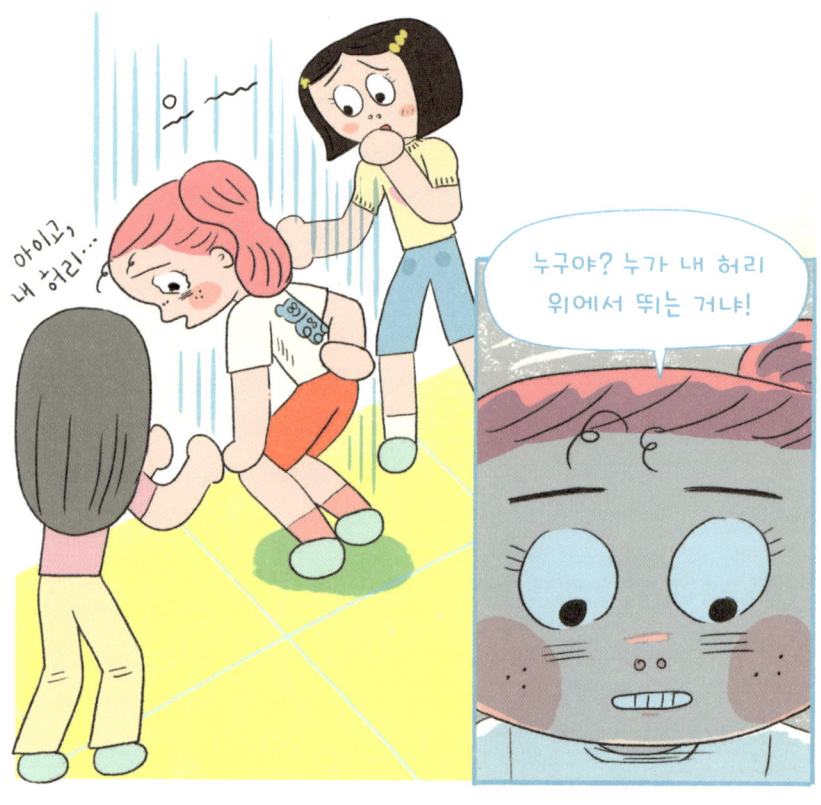

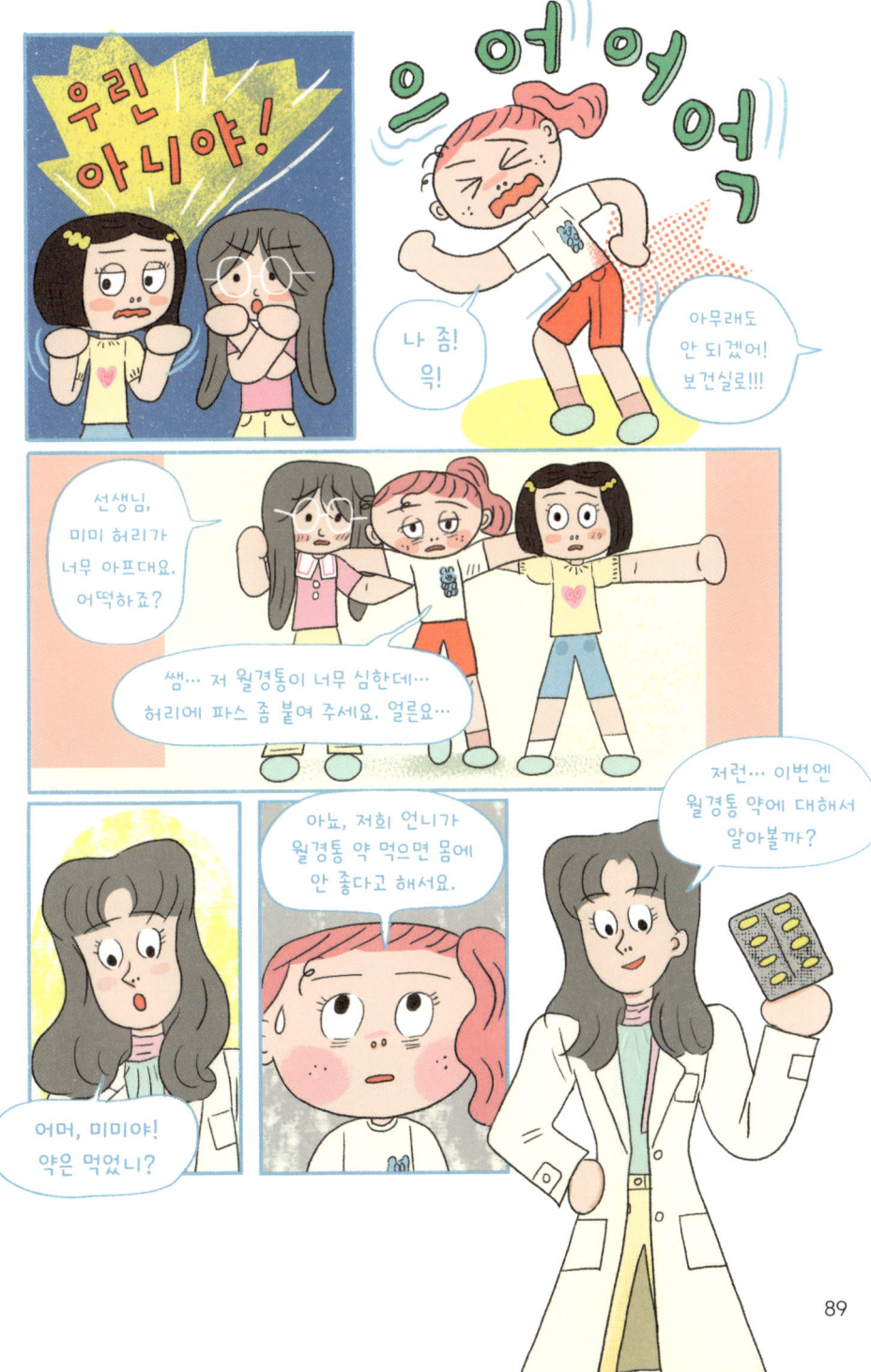

월경통 약은 독하다? 계속 먹으면 나중에 약이 잘 안 듣는다?
이런 이야기, 들어 본 적 있나요? 하지만 모두 정확하지 않은 정보예요.

텔레비전에서 '두통, 치통, 생리통에 효과 빠른 진통제'라는 약 광고를 본 적 있을 거예요. 진통제는 통증을 덜 느끼게 가라앉히는 약이에요. 대부분의 약에는 어느 정도의 독성이 있는데, 진통제라고 해서 특히 독성이 강한 것은 아니랍니다.

약을 많이 먹다 보면 약의 효과가 점점 떨어지는데, 이런 현상을 '내성'이라고 해요. 약에 내성이 생기면 용량을 늘리거나, 다른 약으로 바꿔야 하죠. 하지만 월경통 때문에 먹는 일반적인 진통제에는 내성을 일으키는 성분이 들어 있지 않으니 걱정하지 않아도 돼요.

매달 2~3일, 길게는 일주일씩 통증을 참아야 한다면 삶의 질이 뚝 떨어질 수 있어요. 어쩌면 월경을, 더 나아가 월경하는 자신마저 싫어하게 될지도 몰라요. 그러니 여러분, 무조건 참으려고만 하지 마세요. 평소에 병원에서 처방받은 감기약을

3~4일 동안 먹어도 별다른 문제가 없었다면, 월경 기간 동안 진통제를 먹어도 몸에 큰 해가 되지 않습니다.

물론 하루에 먹을 수 있는 양, 먹어야 하는 때, 시간 간격 등 약사의 안내나 설명서에 있는 복용 방법을 정확히 따라야 해요. 다른 질병 때문에 이미 약을 먹고 있다면 진통제와 겹치는 성분이 있는지 꼭 확인해야 하고요. 매번 심한 월경통으로 고생한다면 월경 시작일 1~2일 전부터 먹기로 해요.

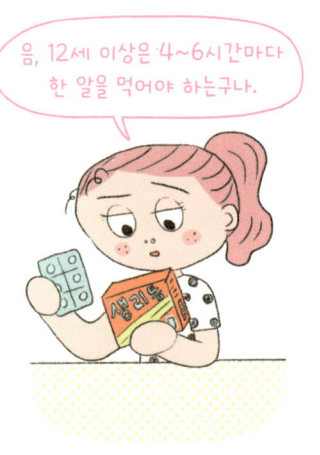

음, 12세 이상은 4~6시간마다 한 알을 먹어야 하는구나.

약국이나 편의점에서 산 약이 효과가 없다면, 병원에 가서 여러분 몸에 더 잘 맞는 진통제를 처방받는 게 좋아요. 그리고 일상생활이 어려울 정도로 심하게 아플 때도 병원에 가 봅시다. 평소에 알지 못했던 질환 때문에 통증이 심해졌을 수도 있으니까요.

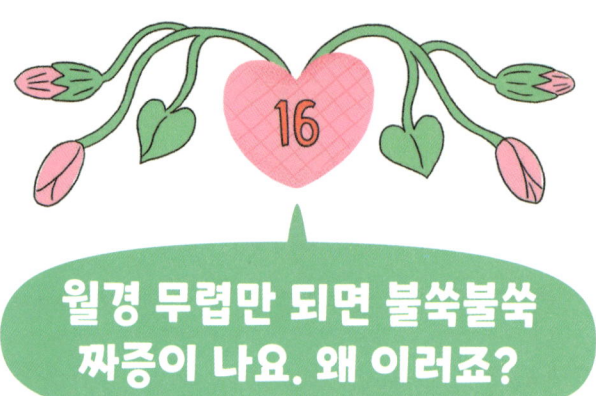

16

월경 무렵만 되면 불쑥불쑥 짜증이 나요. 왜 이러죠?

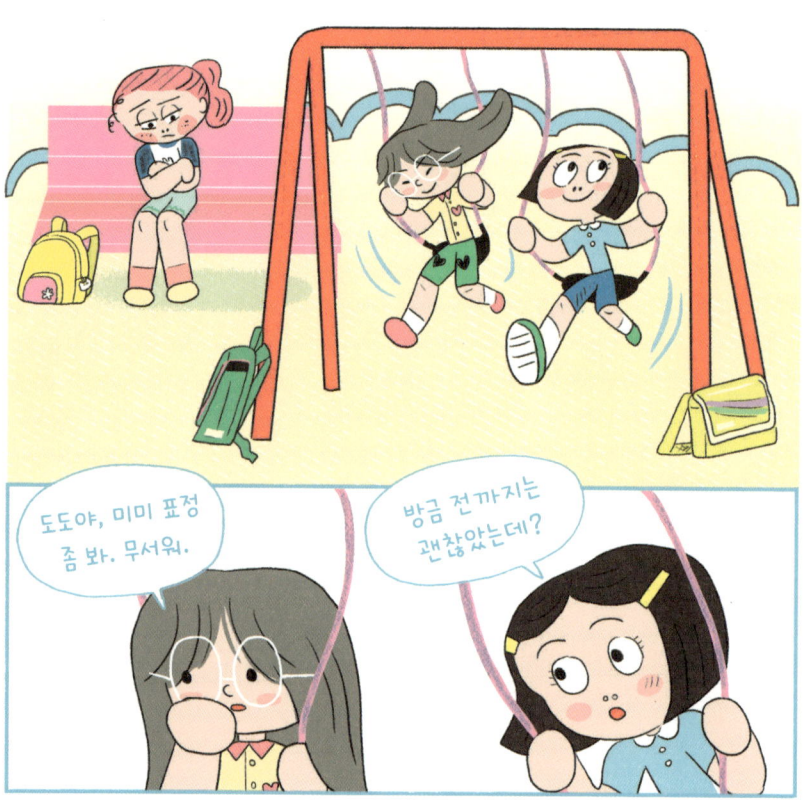

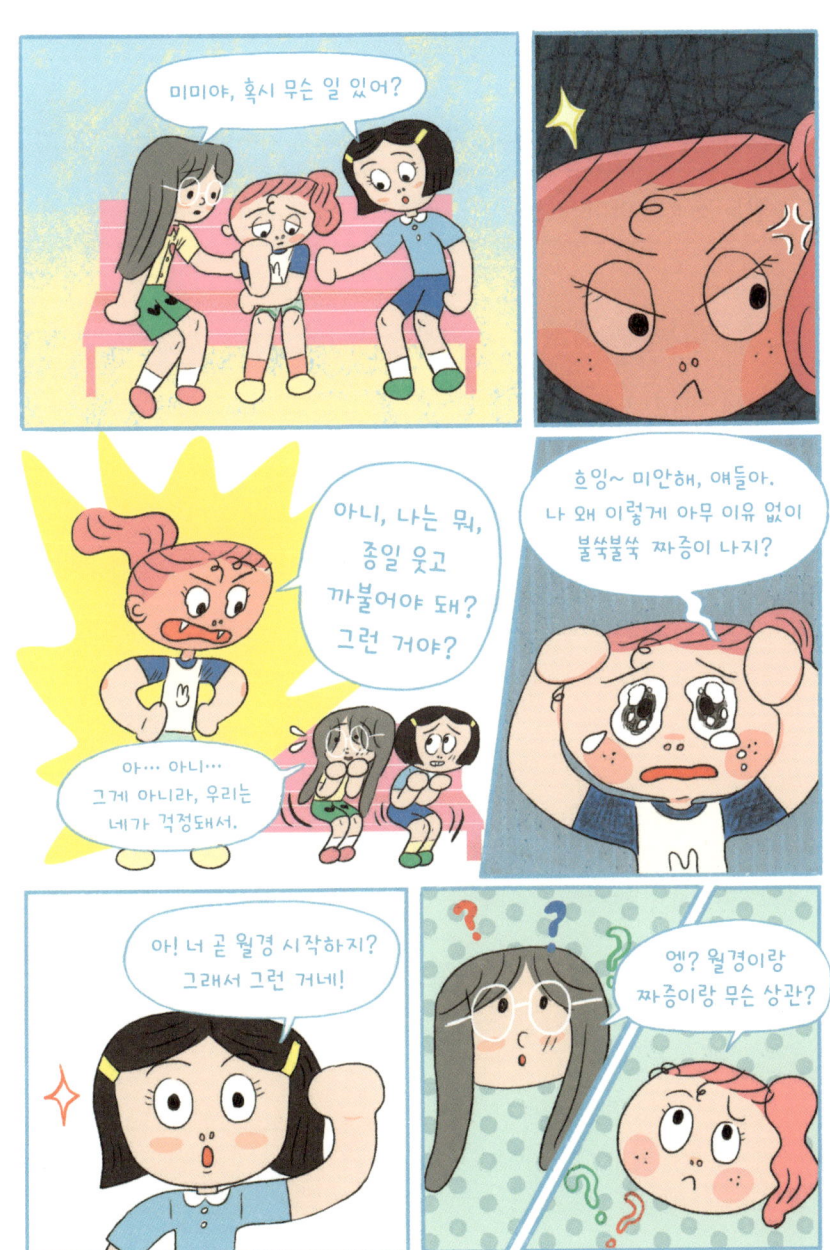

> 전 평소에 단 걸 안 좋아하는데 월경이 시작될 무렵이면 초콜릿을 찾아요.
> 한두 조각이 아니라 초콜릿을 입안 가득 넣고 녹여 먹고 싶어 하죠.

월경 기간에는 월경통 때문에 몸이 아프기도 하지만, 평소에는 없던 변비나 두통이 생기기도 해요.

또 크고 작은 감정 변화를 겪습니다. 이유 없이 화가 나거나 짜증이 날 수도 있고, 작은 일에 왈칵 눈물이 날 수도 있죠. 달콤한 게 유난히 당길 수도 있어요.

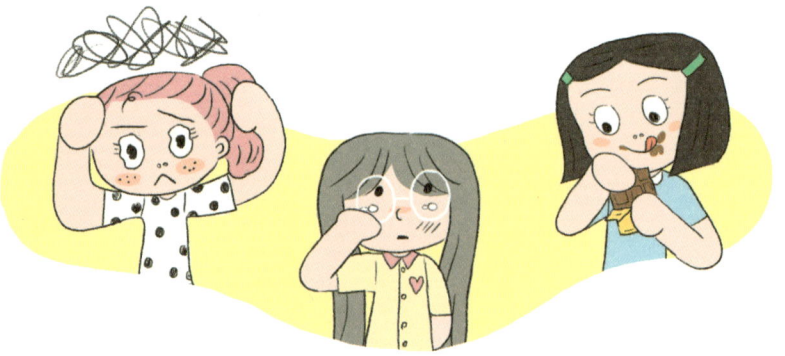

월경을 하는 동안 여러 가지 호르몬이 우리 몸에 변화를 일으킨다고 했죠? 이 호르몬들은 몸뿐만 아니라 마음에도 영향

을 준답니다. 따라서 불안하고, 긴장되고, 우울한 기분이 들거나 마음이 지치는 등 다양한 감정 변화가 나타나요. 이렇게 월경을 앞두고 몸과 마음에 큰 파도가 밀려오는 현상을 통틀어 '월경 전 증후군'이라고 합니다.

아직 월경에 익숙하지 않다면 월경이 주는 불편함이 더 크게 다가올지도 몰라요. 월경 기간과 겹쳐 하지 못한 일, 어그러진 계획이 떠오르면 속상하기도 하죠. 평소 즐겁게 하던 일에 방해가 된다는 생각에 기분이 나빠질 수도 있어요. 괜히 손해 보는 느낌도 들고요.

이런 부정적인 감정이 밀려올 때 이렇게 생각해 보면 어떨까요? 월경은 몸 안에서 나가야 할 것들이 말끔히 나가고 내 안에 새로운 기운을 불어넣는 일이라고요.

매달 마음에 몰려오는 파도에 이리저리 휩쓸린다면 금세 지칠지도 몰라요. 기분이 좋아지는 음악을 듣거나, 가만히 앉아 쉬어도 좋아요. 나만의 방법을 찾아서 스스로를 잘 돌보는 연습을 해 보세요.

17 월경 기간에 수영장에 가면 안 돼요?

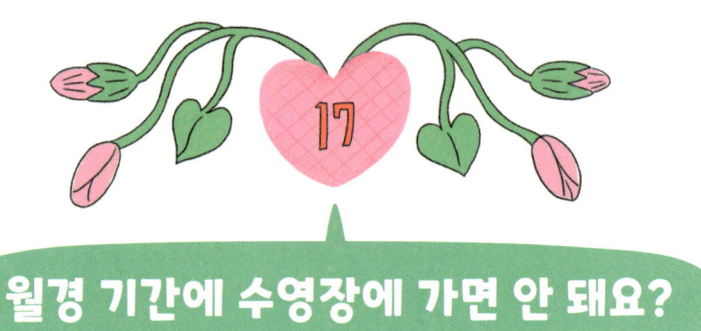

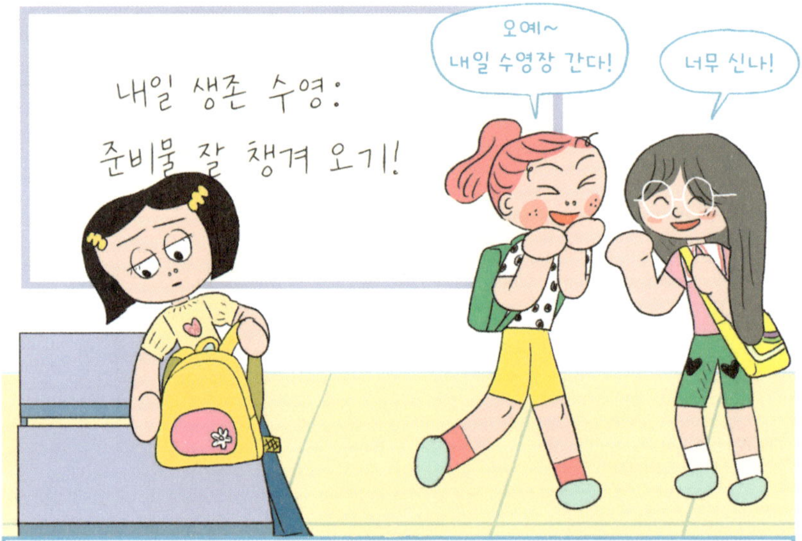

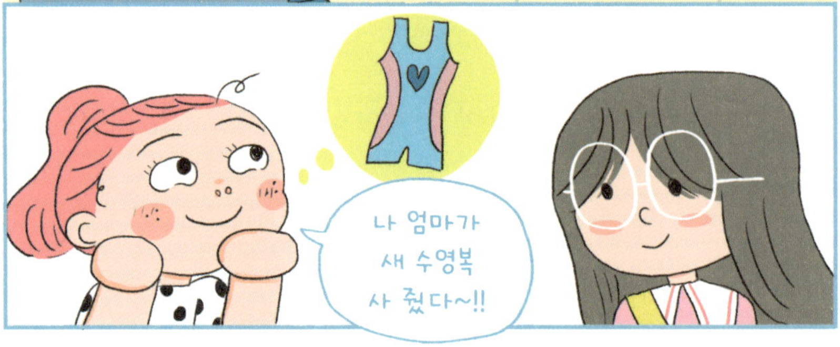

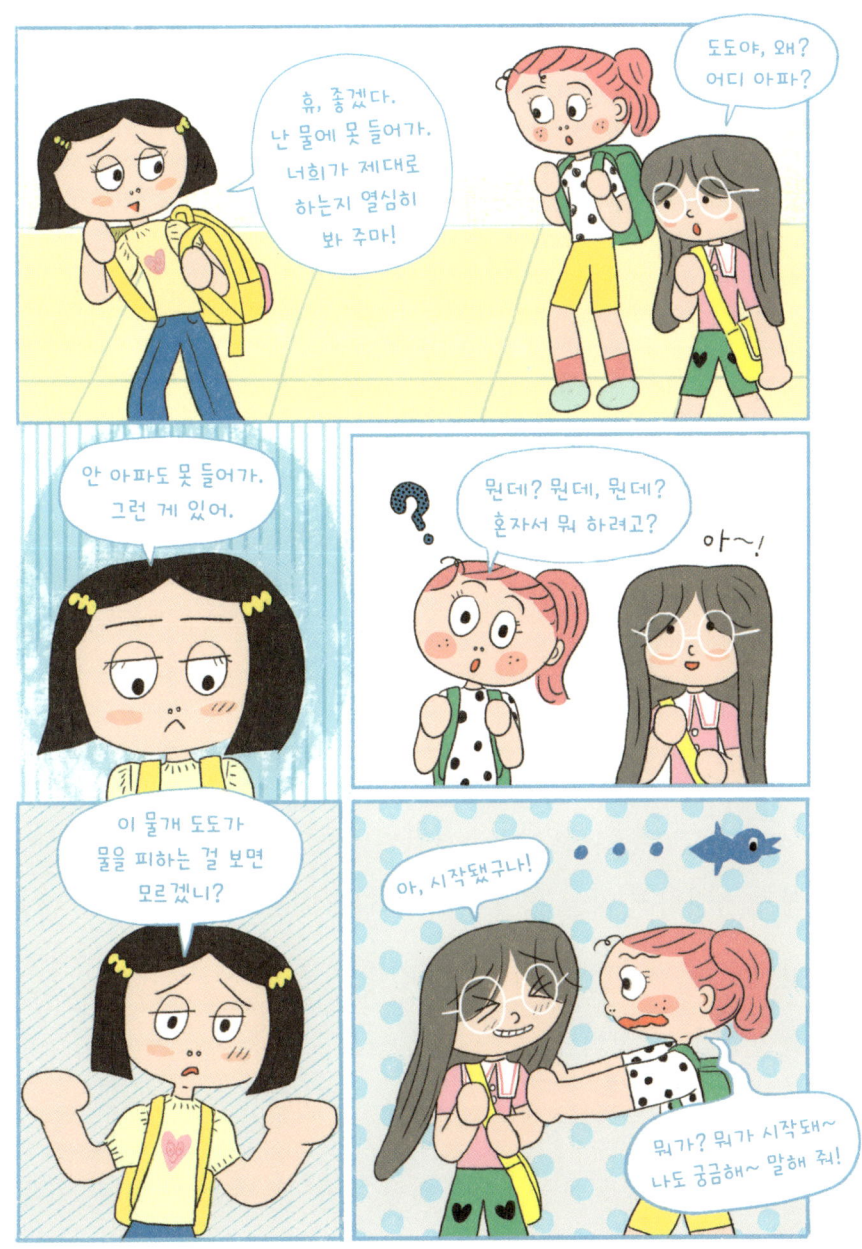

여러분 중에도 수영이나 물놀이를 좋아하는 친구들이 있을 거예요.
하지만 월경을 하는 일주일 정도는 수영을 피하는 것이 좋답니다.

월경 기간에 수영을 권하지 않는 이유는 차가운 물이 몸에 좋지 않을 뿐더러 감염의 위험도 있기 때문이에요.

자궁의 맨 아랫부분, 질과 연결된 길쭉한 부분을 '자궁의 목'이라는 뜻으로 '자궁 경부'라고 해요. 평소 자궁 경부는 조그만 도넛 모양이고 입구는 작은 점처럼 보여요. 평소에는 입구가 거의 닫혀 있지만, 월경 기간에는 월경혈이 빠져나올 수 있도록 조금 더 열린답니다.(14쪽 그림을 참고하세요.)

그런데 수영장 물은 여러 사람이 함께 사용하기 때문에 아무래도 청결하지 않을 거예요. 소독 약품도 쓰일 테고요. 그 물이 질 입구에 닿아 자궁 경부까지 간다면, 몸에 좋지 않겠죠. 그러니 여러분, 월경이 끝난 뒤 가벼운 몸과 마음으로 시원한 수영장 물에 풍덩 뛰어들기로 해요.

하지만 그 밖에 운동, 여행, 캠핑 등 월경 '때문에' 못 할 일은 없어요. 여행을 가고 싶다면 월경 용품을 충분히 준비해서 떠나면 되죠. 움직임이 많은 활동이나 운동을 해야 한다면 생리대가 움직이지 않도록 속옷을 하나 더 입거나 속바지를 껴 입으면 되고요.

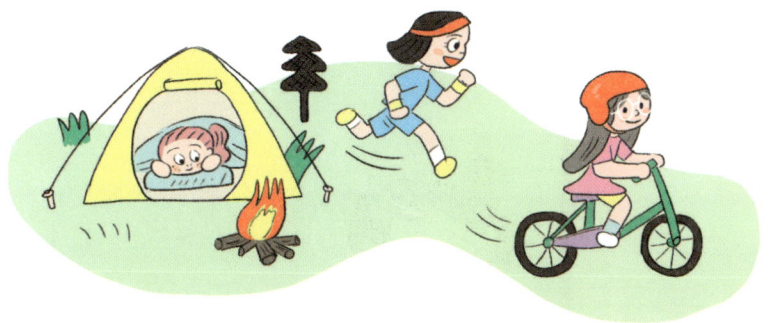

 물론 꼭 기억하고 지킬 것이 있어요. 기분 전환이 되는 가벼운 운동은 괜찮지만, 몸에 무리가 가는 격한 운동은 피하기로 해요. 우리 몸도 평소 하던 일들을 멈추고 잠시 쉬어 가야 할 때가 있는 법이죠. 월경 기간이 그런 때라고 생각하면 돼요. 몸이 쉬어야 할 때 힘든 일을 하는 것은 좋은 선택이 아니랍니다.

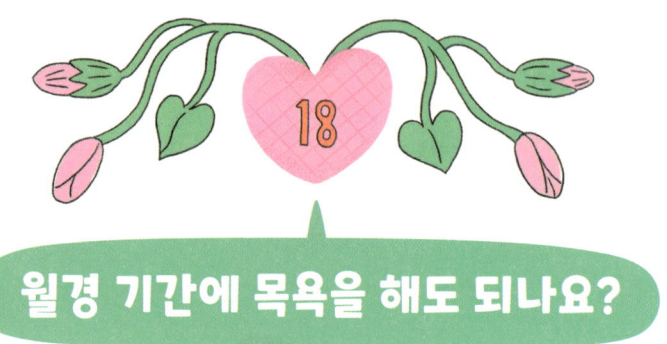

18 월경 기간에 목욕을 해도 되나요?

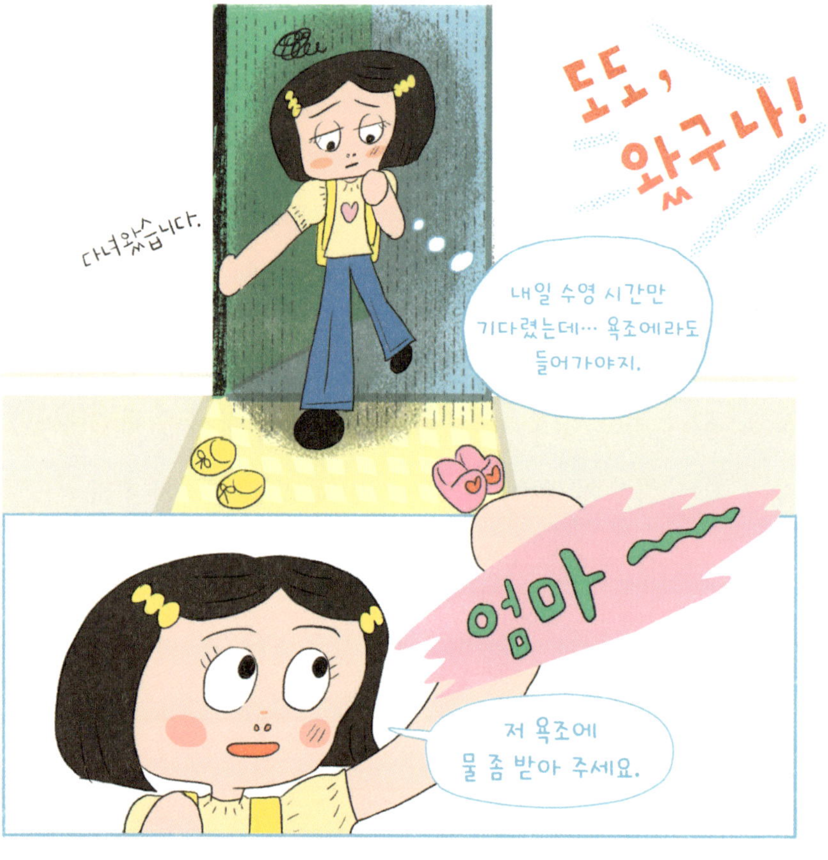

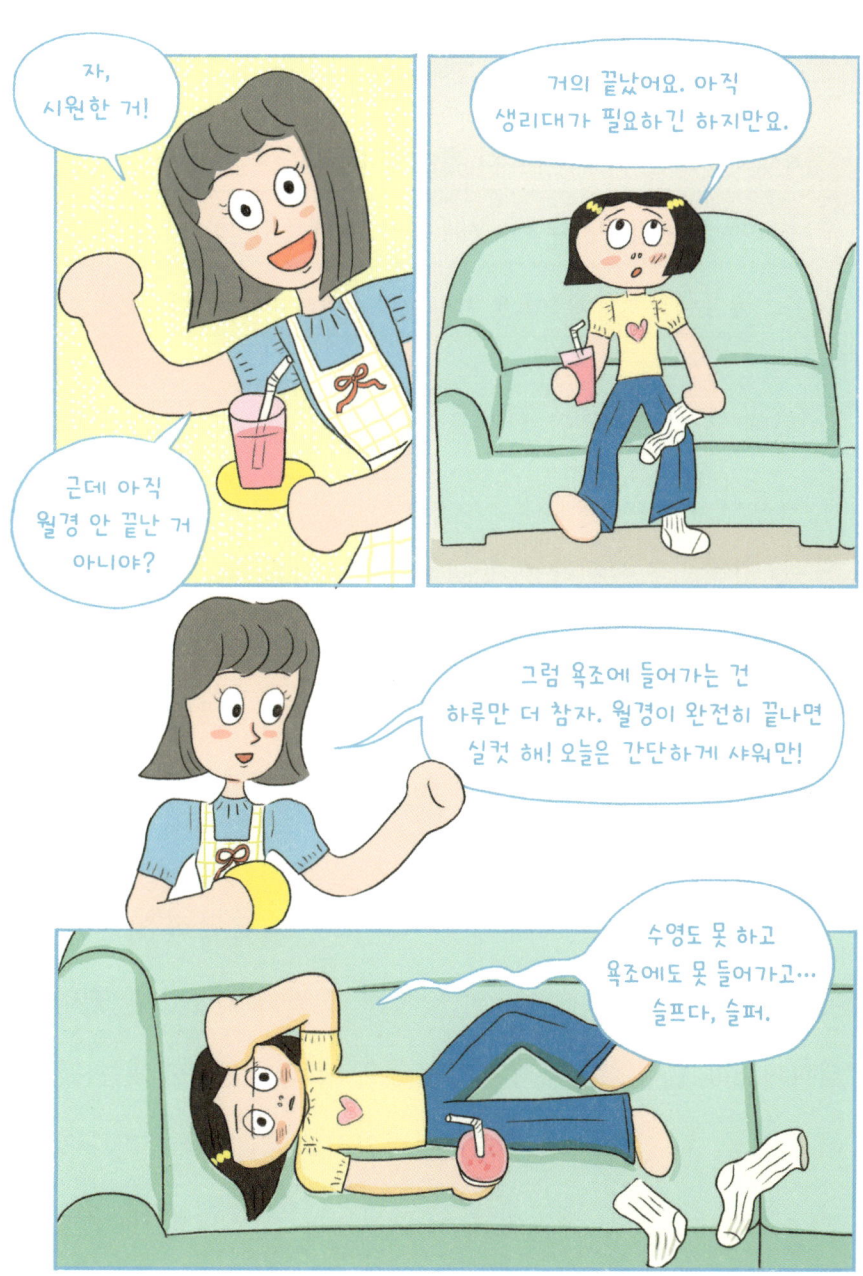

목욕해도 되고, 안 되기도 합니다. 무슨 말이냐고요? 따뜻한 물로 짧게 샤워하는 건 괜찮지만, 온몸을 물에 푹 담그는 목욕은 권하지 않아요. 월경 중 수영장에 되도록 가지 말라고 하는 이유와 같죠.

이참에 '꿀팁' 하나 알려 줄까요? 원래도 우리 몸은 매일 씻을 필요가 없습니다. 땀이 많이 나는 한여름을 제외하고는 2~3일 간격으로 샤워하는 것이 피부에 좋아요.

하지만 샤워를 매일 하지 않더라도 생식기 주변인 외음부는 날마다 씻어야 합니다. 우리는 매일매일, 아니 하루에도 몇 번씩 이를 닦고, 세수하고, 손발을 씻잖아요. 이처럼 외음부도 청결하게 관리해야 해요.

특히 월경 기간에는 하루에 2~3번 닦는 것이 좋아요. 먼저 아침에 일어나서 첫 소변을 본 뒤에는 꼭 씻어야 합니다. 밤새 뒤척이느라 월경혈이 여기저기 묻었을 테니 깨끗하게 씻는 것이 좋아요. 두 번째는 외출하고 돌아와서죠. 긴 시간 생리대에 닿아 있던 외음부를 깨끗한 물로 씻고 공기도 통하게 해 주면

상쾌한 기분으로 저녁 시간을 보낼 수 있을 거예요. 그리고 자기 전에 한 번 더 씻어도 좋아요. 씻은 뒤에는 새 속옷으로 갈아입고 생리대도 새로 교체해야 해요.

그럼 외음부는 어떻게 씻어야 할까요?

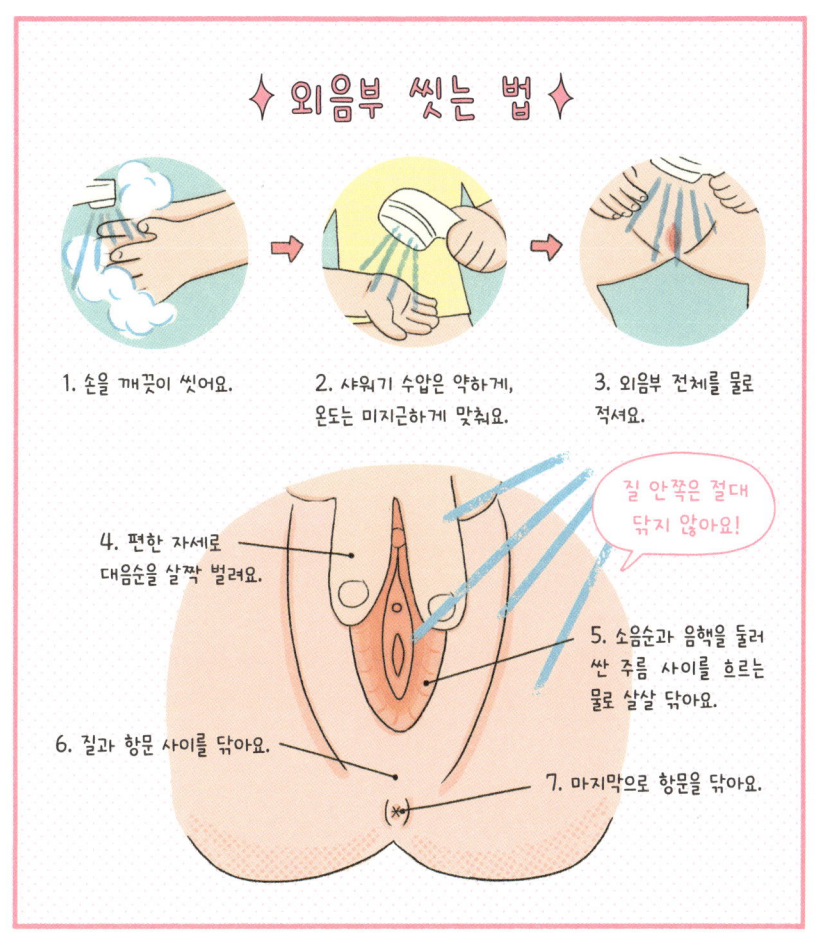

외음부를 씻을 때 하지 말아야 할 행동들이 있어요. 질 안쪽까지 닦기, 비누로 뽀드득뽀드득 닦기, 뜨거운 물로 씻기, 손으로 세게 문지르기! 질 안에는 건강을 지켜 주는 좋은 균들이 살고 있어요. 너무 세게 닦거나, 비누 등을 사용하면 이런 균들이 씻겨 나가 오히려 병이 생기기 쉽답니다.

외음부를 씻고 난 뒤 물기는 어떻게 닦을까요? 얼굴 닦는 수건을 쓰자니 찝찝하다고요? 그럴 땐 방법이 있어요. 면으로 된 작은 수건을 여러 장 준비해서 외음부를 닦을 때만 사용하는 거죠. 집마다 방식이 다를 수 있으니 어른에게 물어보면 더 좋아요.

씻은 직후에 갑자기 월경혈이 다시 흐를 수 있으니, 휴지로 외음부를 살짝 닦은 뒤 수건으로 마무리하면 좋아요. 일반 물티슈나, 비데용 물티슈는 피하도록 해요. 화학 약품과 방부제가 포함되어 있기 때문에 예민한 피부에 자극이 될 수 있거든요.

톡톡 월경 TALK

외음부를 씻을 때

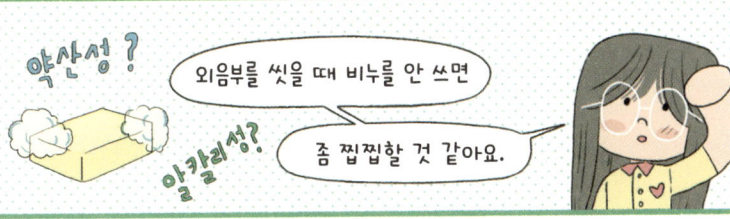

찝찝함이 느껴지는 날엔 비누를 사용하되 꼭 '약산성' 비누여야 해요! 질 내부는 약산성을 띠거든요. '알칼리성'을 띠는 일반 비누나 보디 워시를 사용하면 질 안쪽까지 흘러 들어가 질 내부의 균형을 깨뜨릴 수 있답니다.

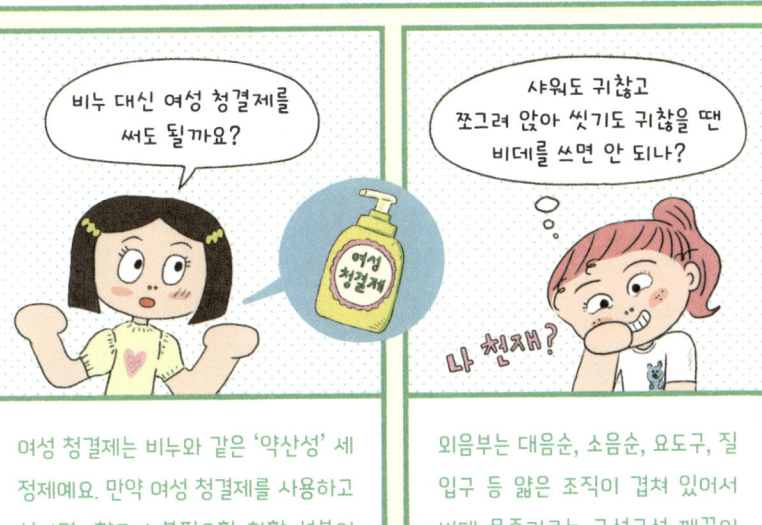

여성 청결제는 비누와 같은 '약산성' 세정제예요. 만약 여성 청결제를 사용하고 싶다면, 향료나 불필요한 화학 성분이 들어 있지 않은 것으로 꼼꼼히 따져 골라야 해요. 하지만 되도록이면 물로만 씻는 것을 권해요.

외음부는 대음순, 소음순, 요도구, 질 입구 등 얇은 조직이 겹쳐 있어서 비데 물줄기로는 구석구석 깨끗이 씻기 어려워요. 또 물살이 너무 세면 민감한 외음부에 자극을 줄 수도 있어요.

19

월경 기간이 아닌데, 속옷에 뭔가 묻어 있어요!

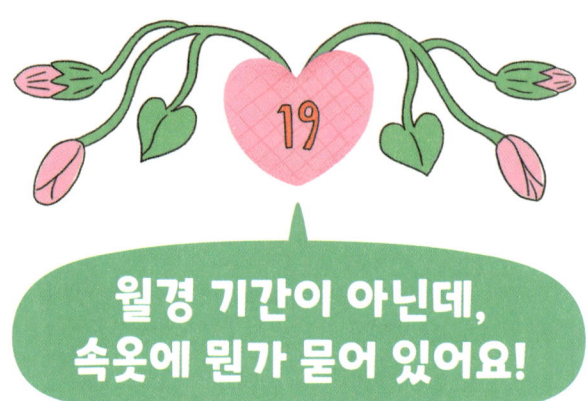

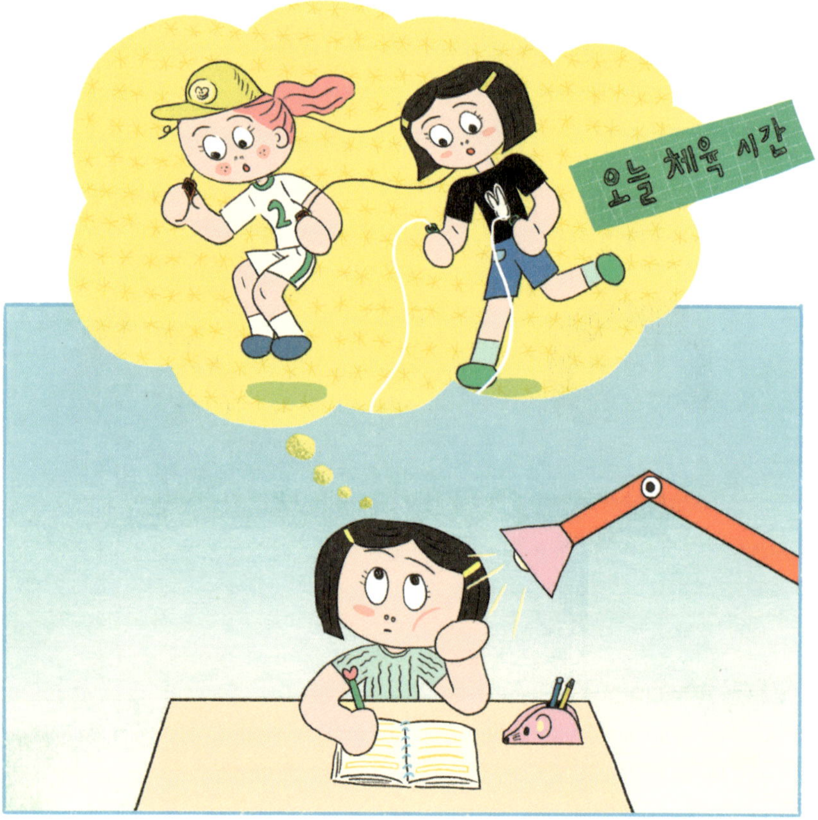

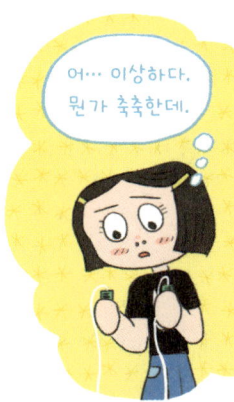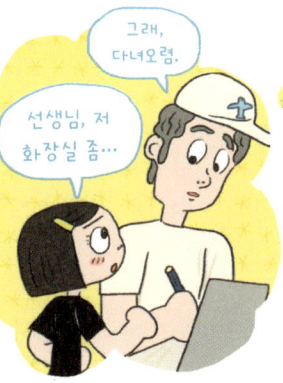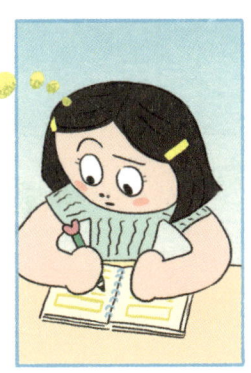

7월 5일 수요일

오늘 학교에서 이상한 일이 있었다. 줄넘기를 하고 나니 팬티가 축축해진 느낌이 났다. 오줌은 절대 아니고, 월경은 지난주에 끝났는데 뭔가 이상했다. 화장실에 가서 봤더니, 팬티에 투명한 듯 희뿌옇고 끈끈한 게 묻어 있었다. 전에도 종종 본 적이 있는데… 설마 병은 아니겠지? 엄마한테 말하면 병원에 가자고 할 게 뻔한데… 으~ 그건 좀 무섭다. 아무래도 일단 내일 보건쌤한테 가 봐야겠다.

도도가 속옷에서 발견한 것은 '질 분비물'입니다. 흔히 '냉'이라고 하죠. 월경하는 모든 여성의 질에서 나오는 것이니 크게 걱정하지 않아도 돼요.

질은 외음부와 바로 연결되어 있기 때문에 세균이나 이물질이 들어오기 쉬워요. 다행히도 질 안에는 유산균을 포함한 유익한 균들이 균형을 이루며 살고 있어서, 질 안으로 들어오는 세균이나 이물질을 막아 주죠.

건강한 질은 안쪽의 끈끈한 '점막'이 항상 촉촉한 상태인데, 이 촉촉함을 지켜 주는 게 바로 '냉'이에요. 냉은 세균과 맞서 싸우며 질 안쪽을 보호하는 든든한 병사와 같습니다.

하지만 스트레스를 받거나 피곤해서 면역력이 떨어졌을 때, 깨끗하지 않은 물에서 수영했을 때, 평소 꽉 조이는 속옷을 자주 입거나 외음부가 위생적이지 않고 축축한 상태로 오래 있으면 질에 염증이 생기기 쉬워요.

냉은 보통 살짝 끈끈하고 맑으며 희뿌연 색을 띠는데요. 속옷에 평소와 다른 색이나 묽거나 덩어리진 냉이 묻어 있다면 질에 염증이 생긴 걸 수도 있어요. 냉의 색이나 질감을 보면 내 몸의 건강 상태를 알 수 있으니 팬티를 갈아입기 전에 꼭 확인하는 습관을 들입시다. 냄새가 강하거나 가려움, 따가움이 느껴지는 것도 염증이 생겼다는 신호예요.

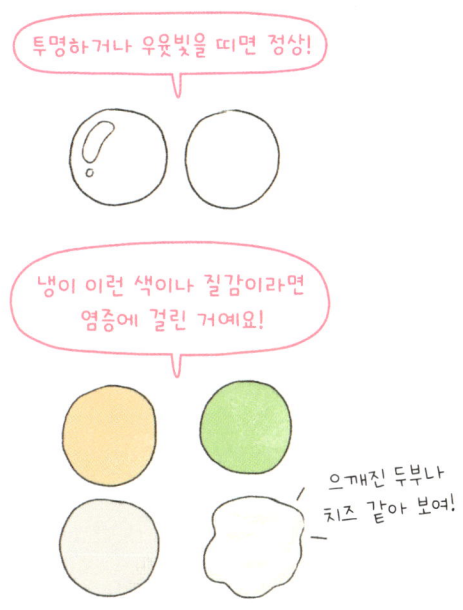

증상이 심하다면 부모님에게 이야기해 병원에 가는 게 좋아요. 심하지 않을 땐 잘 관리해 주면 좋아지는데요. 평소에 질을 건강하게 유지하고 관리하는 방법을 알아 두고 잘 지키는 것이 중요하답니다. 다음 내용을 꼭 기억하고 실천해요!

❶ 소변을 본 뒤 잘 닦기

소변을 보고 나면 외음부에 소변이 묻어요. 그대로 팬티를 입으면 세균이 자라기 쉬운 환경이 만들어져요. 지린내가 나기도 하죠. 따라서 소변을 본 뒤에는 꼭 깨끗한 휴지로 요도구와 질 입구를 닦아야 해요. 너무 세게 문지르지 말고 가볍게 톡톡 두드리듯 부드럽게 닦아 주면 됩니다.

❷ 대변을 본 뒤 앞에서 뒤로 닦기

대변은 나오기 전에 대장 안에서 대기하는데요. 대장에 사는 균을 '대장균'이라고 해요. 항문과 질 입구의 거리는 겨우 2센티미터 정도이니, 질 입구에 대장균이 닿기도 쉽겠죠. 대장균이 따뜻하고 촉촉한 질로 들어가면 감염을 일으킬 수 있습니다. 따라서 대변을 본 뒤에는 항문 바로 앞에서 뒤쪽으로 닦는 습관을 들여야 해요.

❸ 속옷은 잘 따져 보고 고르기

냉의 색깔을 바로 확인할 수 있는 흰색 속옷, 전체가 면 소재로 되어 공기가 잘 통하는 속옷, 꽉 끼지 않고 몸에 편안하

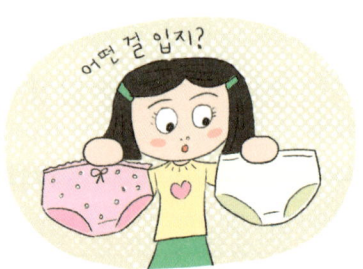

게 맞는 속옷, 봉제선이 부드럽고 디자인이 단순한 속옷 등을 추천해요!

❹ 꽉 끼는 옷 입지 않기

레깅스, 스타킹, 몸에 딱 달라붙는 바지 대신 헐렁하고 편한 하의를 입어요. 꽉 끼는 옷을 입으면 공기가 잘 통하지 않기 때문에 질과 외음부가 습해져요. 따라서 세균이 자라기 쉬운 환경이 되죠.

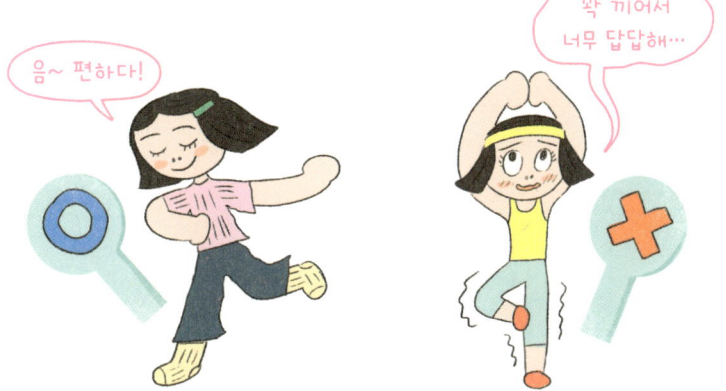

20. 월경 때문에 놀림당하면 어쩌죠?

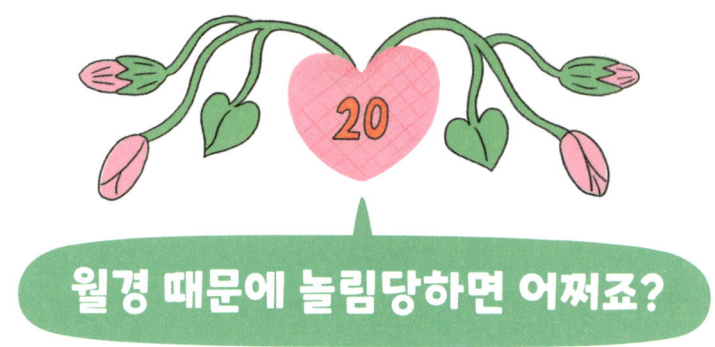

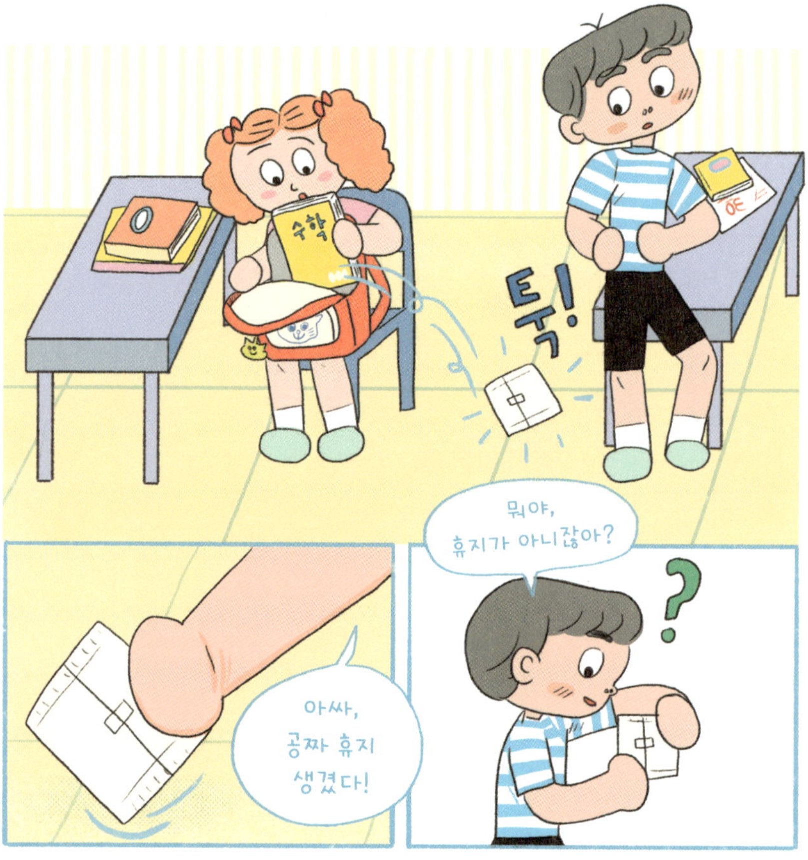

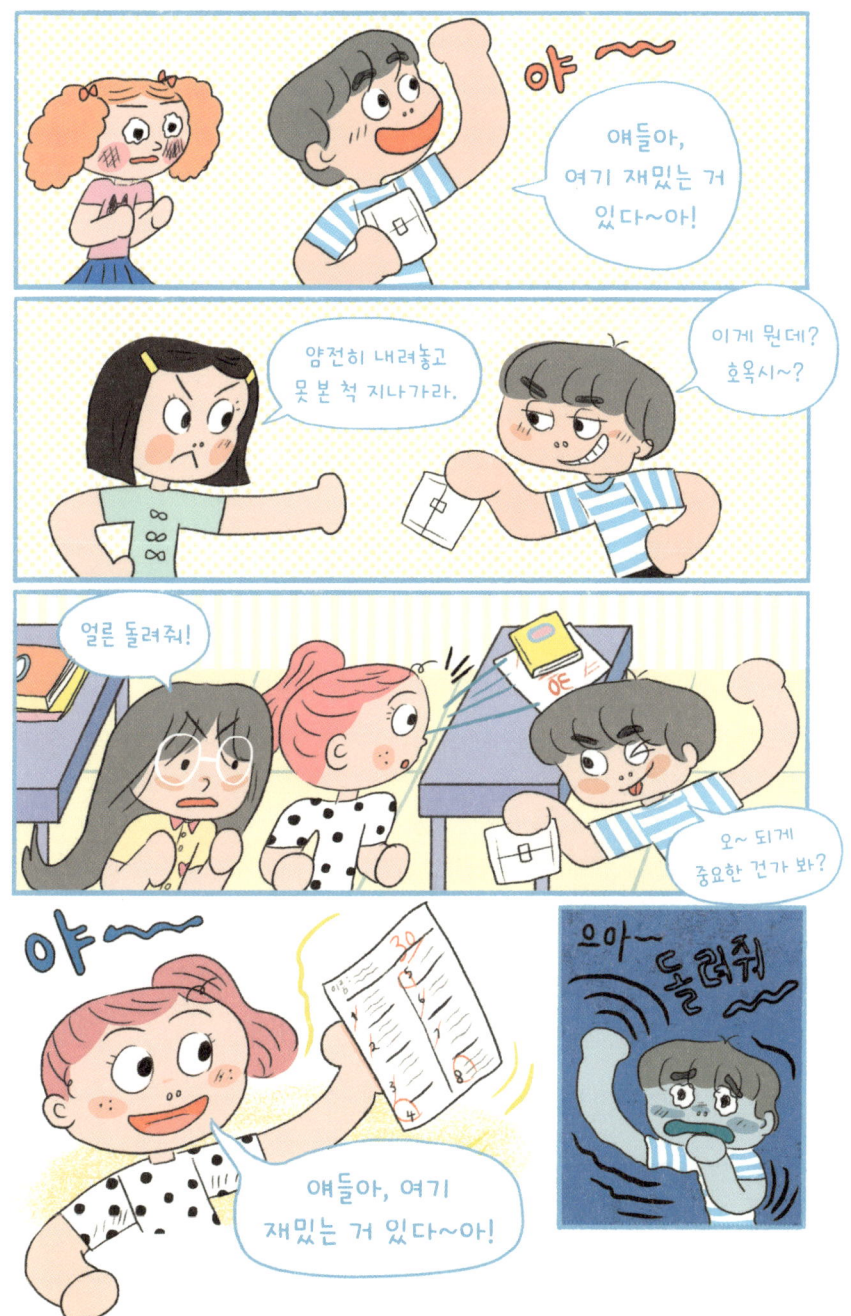

사람은 누구나 알게 모르게 하루에 10~20번이나 방귀를 뀐다고 해요.
월경 얘기를 하다가 갑자기 웬 방귀 얘기냐고요?

 모든 사람이 방귀를 뀌지만, 방귀 대회가 열린 듯 아무 데서나 방귀를 크게 내보내지 않죠. 대부분은 아무도 모르게 조용히 해결하고 싶어 해요. 물론 "나 지금부터 방귀 뀔 거야!", "나 똥 누러 화장실 간다!" 하고 스스럼없이 말하는 사람도 있죠. 그런 솔직한 모습을 재미있다고 생각하는 사람도 있지만, 불편하거나 예의에 어긋난다고 느끼는 사람도 있어요.

 다른 사람과 있을 때 분위기나 장소, 상대방의 기분을 살피고 하지 말아야 할 말과 행동을 삼가는 것, 그것이 우리가 지켜야 할 기본적인 예의예요.

 월경도 비슷합니다. 여러분이 월경 중이라는 것을 주변에 굳이 알리거나 티를 내며 행동할 이유는 없어요. 남의 시선을 과하게 신경 쓸 필요도, 월경하는 것이 다른 친구들에게 알려질까 봐 부담 가질 이유도 없죠.

월경은 몸에서 자연스럽게 일어나는 현상이에요. 초경을 했으니 한 달에 한 번 찾아오는 일상이 되었어요. 혹시 여러분이 월경을 하고 있단 걸 알아채고 월경에 대해 불편하게 언급하거나, 짓궂게 놀리는 친구가 있다면 분명하게 말해 주세요. 그건 잘못된 행동이고 예의 없는 일이라고요.

반대로 여러분이 누군가 월경 중인 것을 알게 되었다고 해도 굳이 상대방에게 티를 내거나 말할 필요는 없어요. 혹시 곤란한 상황이 있어 보이거나 도움을 요청할 때 조용히 도와주는 거면 충분해요.

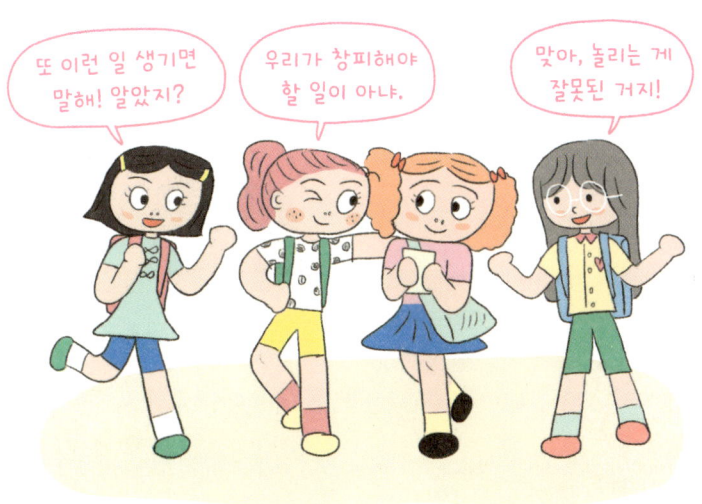

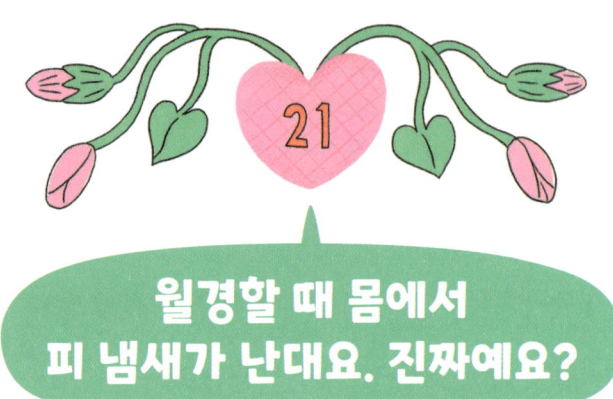

21 월경할 때 몸에서 피 냄새가 난대요. 진짜예요?

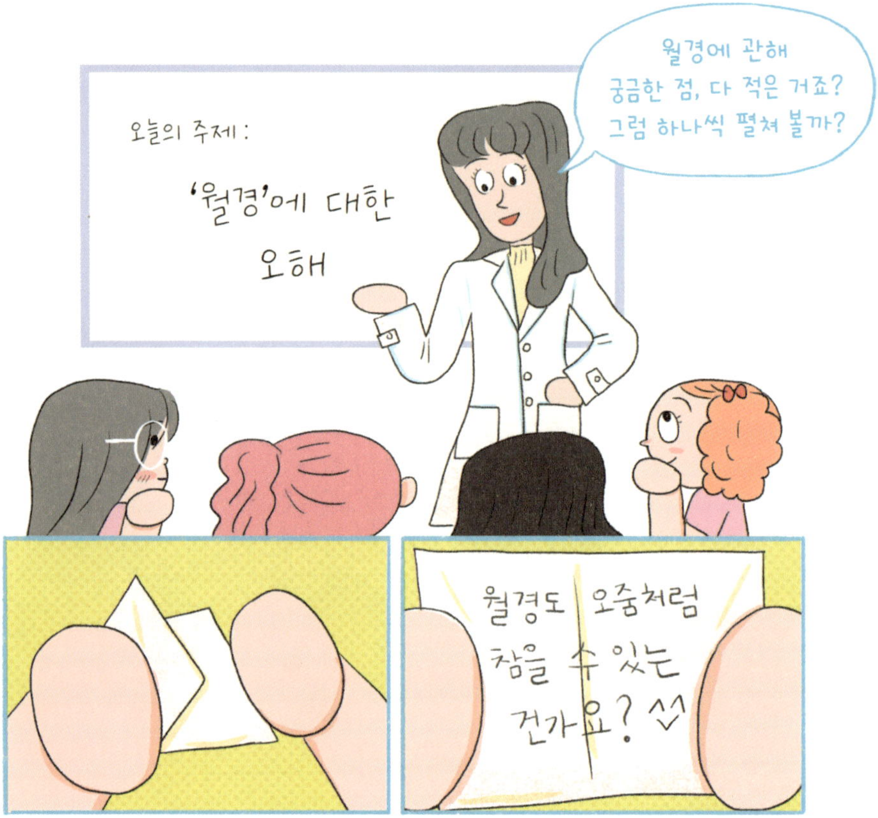

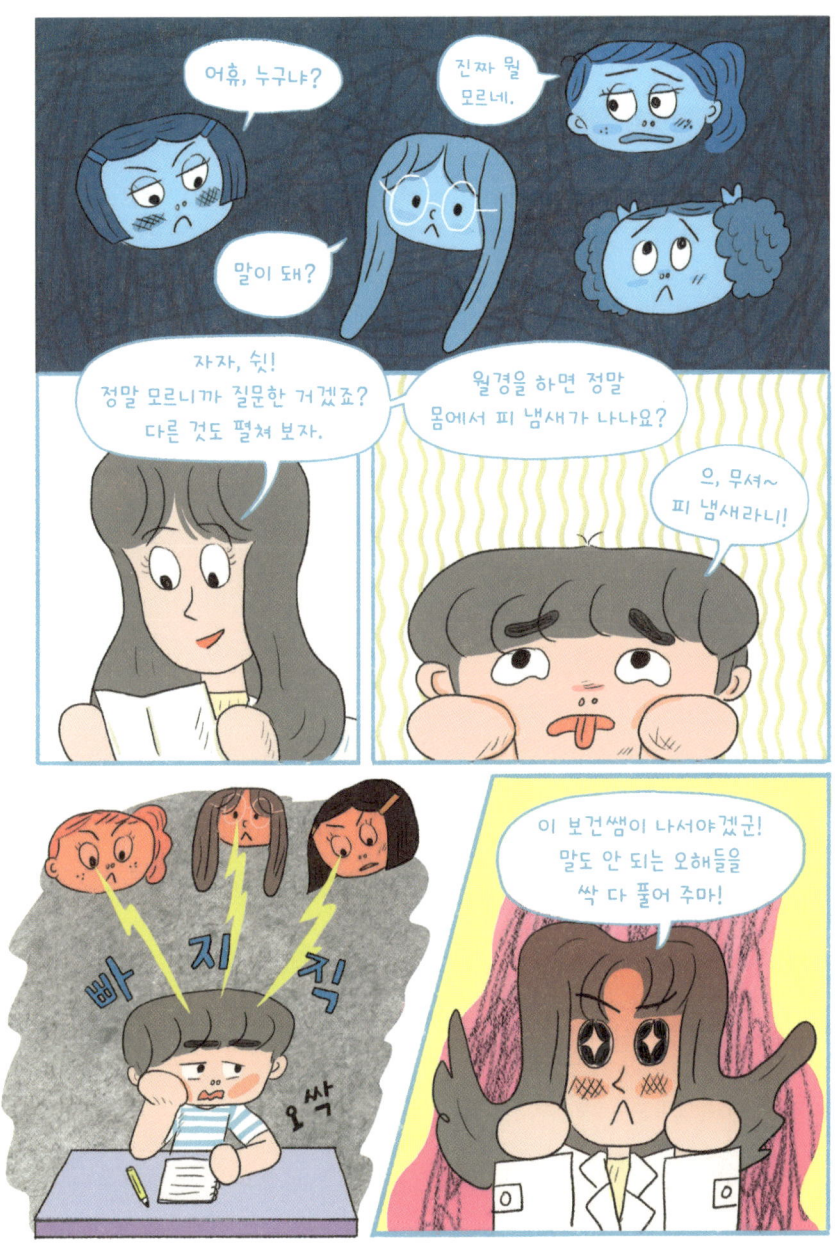

실제로 월경할 때 다소 쿰쿰하거나 비릿한 냄새가 느껴지긴 해요.
하지만 엄밀히 말하면 이것을 '피 냄새'라고 하긴 어려워요.

월경혈 자체가 더러워서 나는 냄새도 아니랍니다. 월경혈이 몸 밖으로 나오면 공기, 생리대 속 화학 물질 등 여러 가지 물질을 만나는데요. 이 과정에서 좋지 않은 냄새가 나기 시작해요. 특히 생리대를 자주 교체하지 않으면, 냄새는 더 강해집니다.

따라서 월경 기간에 냄새가 날까 봐 걱정된다면 가능한 자주 깨끗한 물로 씻고, 생리대를 교체해 주세요. 속옷에 월경혈이 묻었다면, 바로 갈아입고요.

냄새를 감추기 위해 향수를 뿌려도 되냐는 질문을 학생들에게 많이 받았어요. 향수에 들어 있는 화학 성분에는 우리 몸을 교란하는 환경 호르몬이 포함되어 있어 몸에 안 좋은 영향을 줄 수 있어요. 심지어 기존 냄새와 향수 냄새가 뒤죽박죽 섞이면 오히려 더 이상한 냄새가 날 수도 있죠.

한 발짝 더 나아가 함께 생각해 볼 점도 있어요. 언제부턴가 마음에 안 들거나 비난하고 싶은 대상에 '벌레 충' 자를 붙여서 미워하고 놀리는 문화가 생겨났어요. 이런 행동을 '혐오'라고 합니다. 그 비틀린 시선이 월경하는 여성에게까지 향하는 건 안타까운 일이에요. '피 냄새가 난다', '굴을 낳는다', '피 싸개', '생리충' 같은 말로 월경을 농담처럼 표현하거나, 우스갯거리로 삼는 행동은 바람직하지 않은 태도입니다.

　월경은 그 어떤 혐오나 놀림의 대상이 될 수 없어요. 혹시 그런 말을 듣게 된다면 여러분의 생각을 분명하게 전하세요. "그 말은 나쁜 말이야. 우리가 사는 세상을 어둡고 슬프게 만드는 말이야."라고요. 그리고 무엇보다도 월경하는 자신을 소중하게 돌보고 대견하게 여겨 주세요.

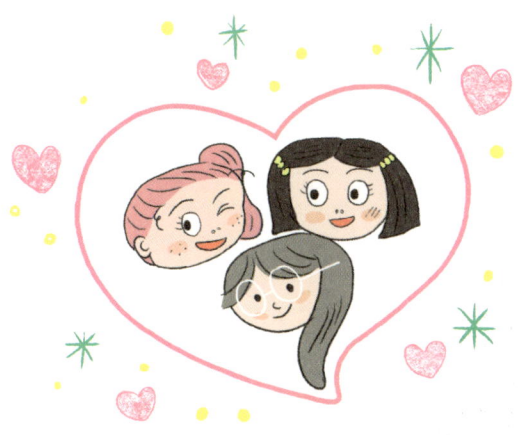

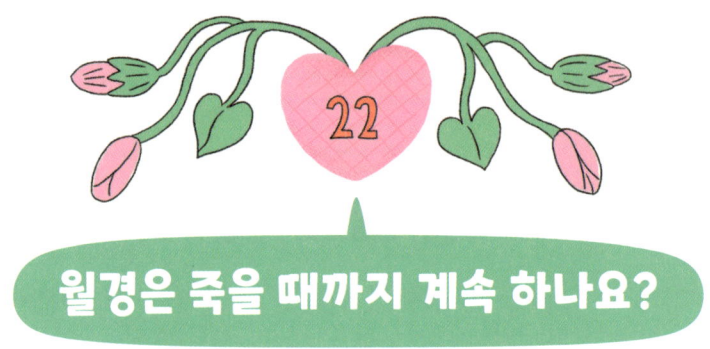

월경은 죽을 때까지 계속 하나요?

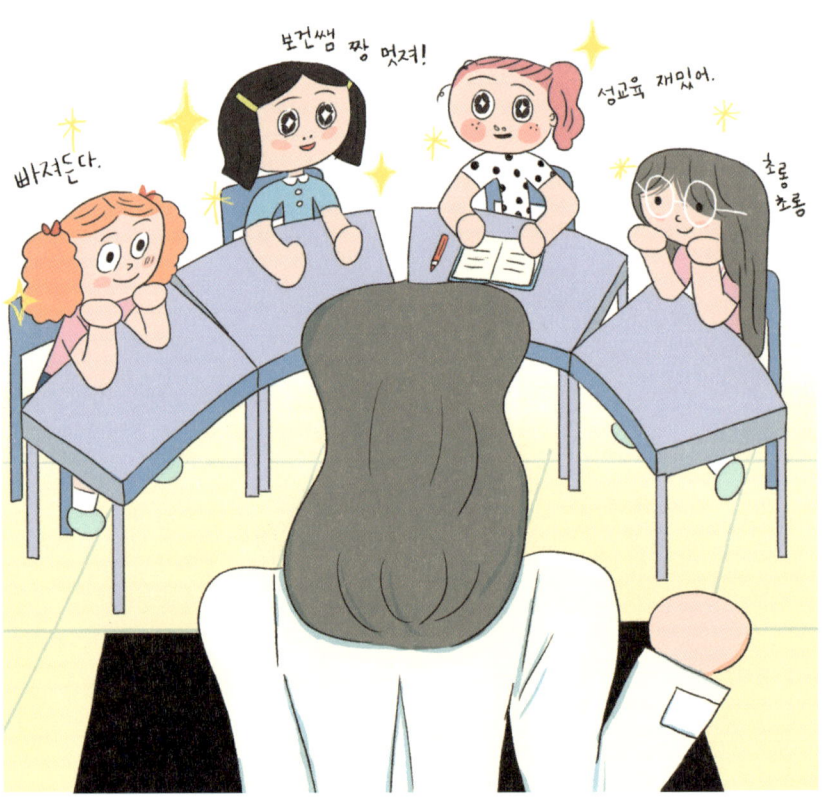

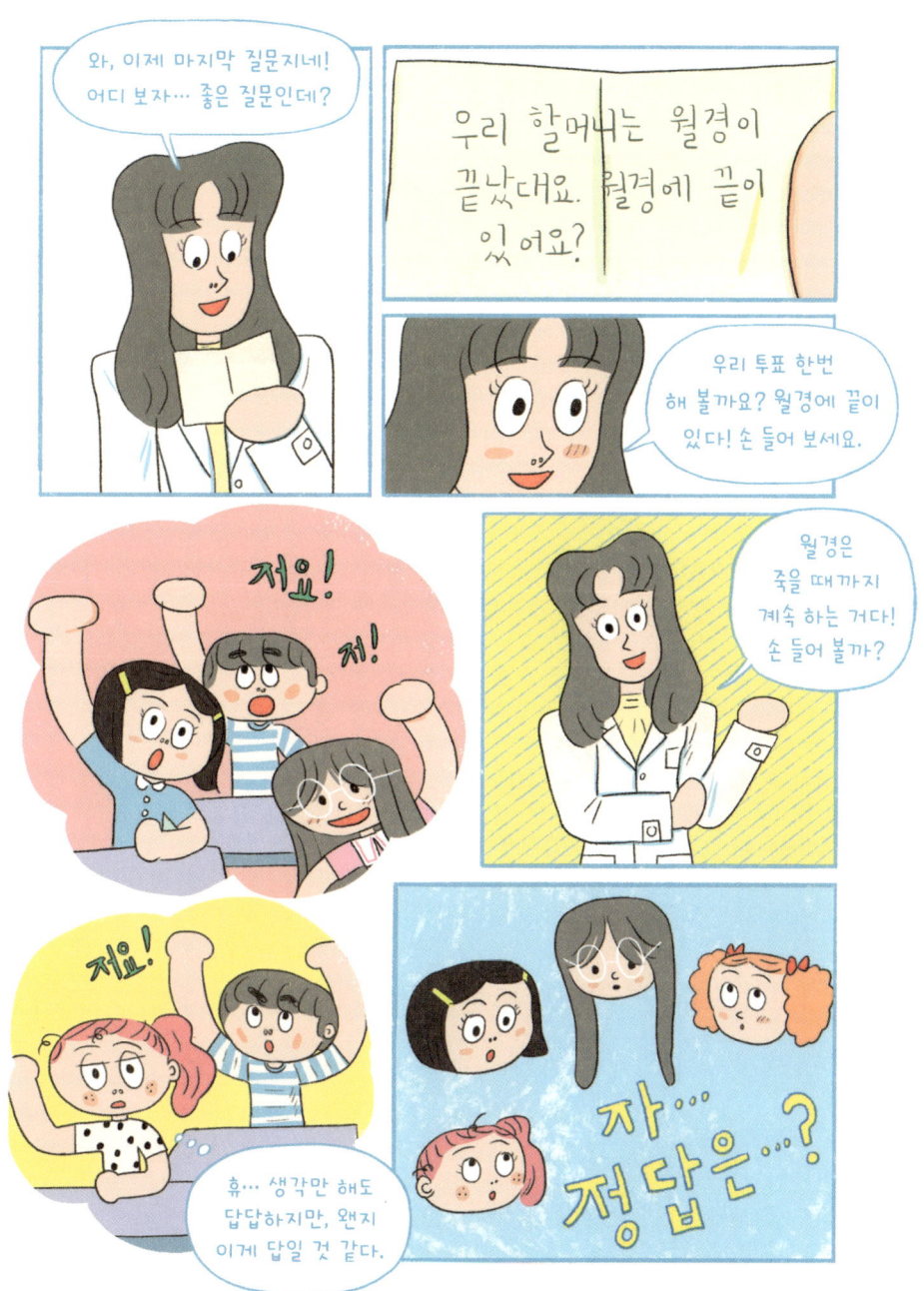

**결론부터 말해 줄게요. 월경은 평생 계속되지 않습니다.
시작이 있으면 끝도 있듯 언젠가는 월경도 자연스럽게 끝이 나죠.**

여성의 경우 조그만 세포였을 때부터 난소가 생길 부분이 정해져요. 난소 속에 난자가 될 부분들도 만들어지는데, 그 수가 자그마치 400만 개에 이르죠. 40주 뒤 신생아로 태어날 때는 난자가 200만 개 정도로 줄어들어요. 쑥쑥 자라 사춘기가 시작될 무렵이면, 여기서 또다시 40만 개 정도로 줄어들고요.

이 중에서 실제로 성숙해 배란되는 난자는 약 400개예요. 즉, 평생 400번 정도의 월경을 한다는 뜻이죠. 1년에 월경을 12번 한다고 생각하면 대략 30~35년 정도 월경을 하겠군요. 혹시 임신을 하거나 건강 상태에 따라 월경이 잠시 멈추는 시기도 있으니 사람마다 조금씩은 다르겠지만, 12~14세에 초경을 하면 45~50세쯤 월경이 점차 마무리돼요. 꽤 긴 시간이죠.

월경이 끝나는 것을 '폐경'이라고 해요. 그런데 요즘은 '폐할 폐' 자 대신 '완성할 완' 자를 써서 '완경'이라는 표현도 사용해요. 몸의 한 주기가 잘 마무리되었다는 뜻이 담겨 있어, '폐경'보다 더 긍정적인 느낌을 주기 때문이죠.

　이처럼 사용하는 단어에 따라 생각이나 느낌이 달라지기도 해요. 예를 들어 '유모차'는 육아가 엄마만의 몫처럼 들릴 수 있어 '유아차'로, '수유실'은 여성 전용 공간처럼 느껴져 '아기 쉼터'로 바꾸려는 움직임도 있어요. 이런 변화는 성 역할에 대한 고정 관념을 줄이려는 노력과도 닿아 있죠. '완경'이라는 말도 그중 하나예요. 여러분은 어떤 표현이 더 자연스럽고 편하게 느껴지나요?

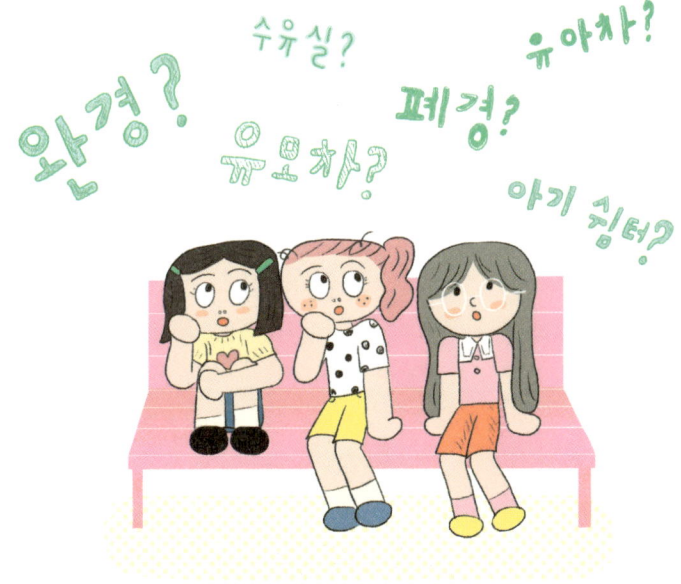

23

생리대, 왜 이렇게 비싼 거예요?

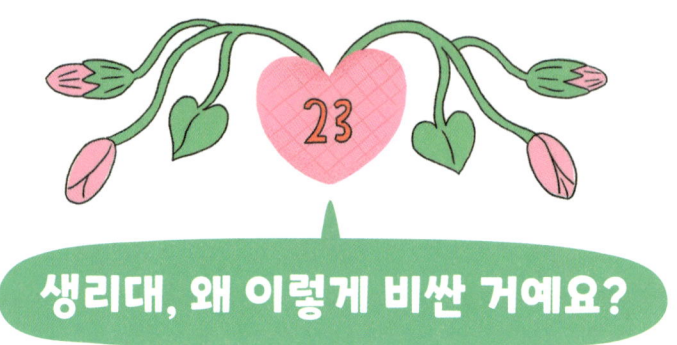

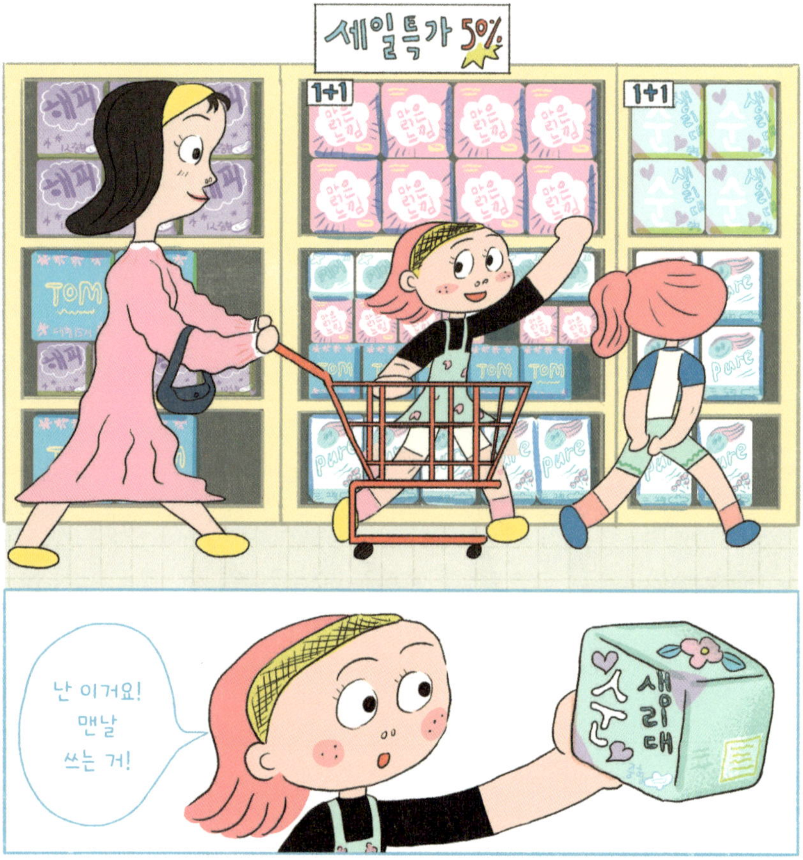

난 이거요! 맨날 쓰는 거!

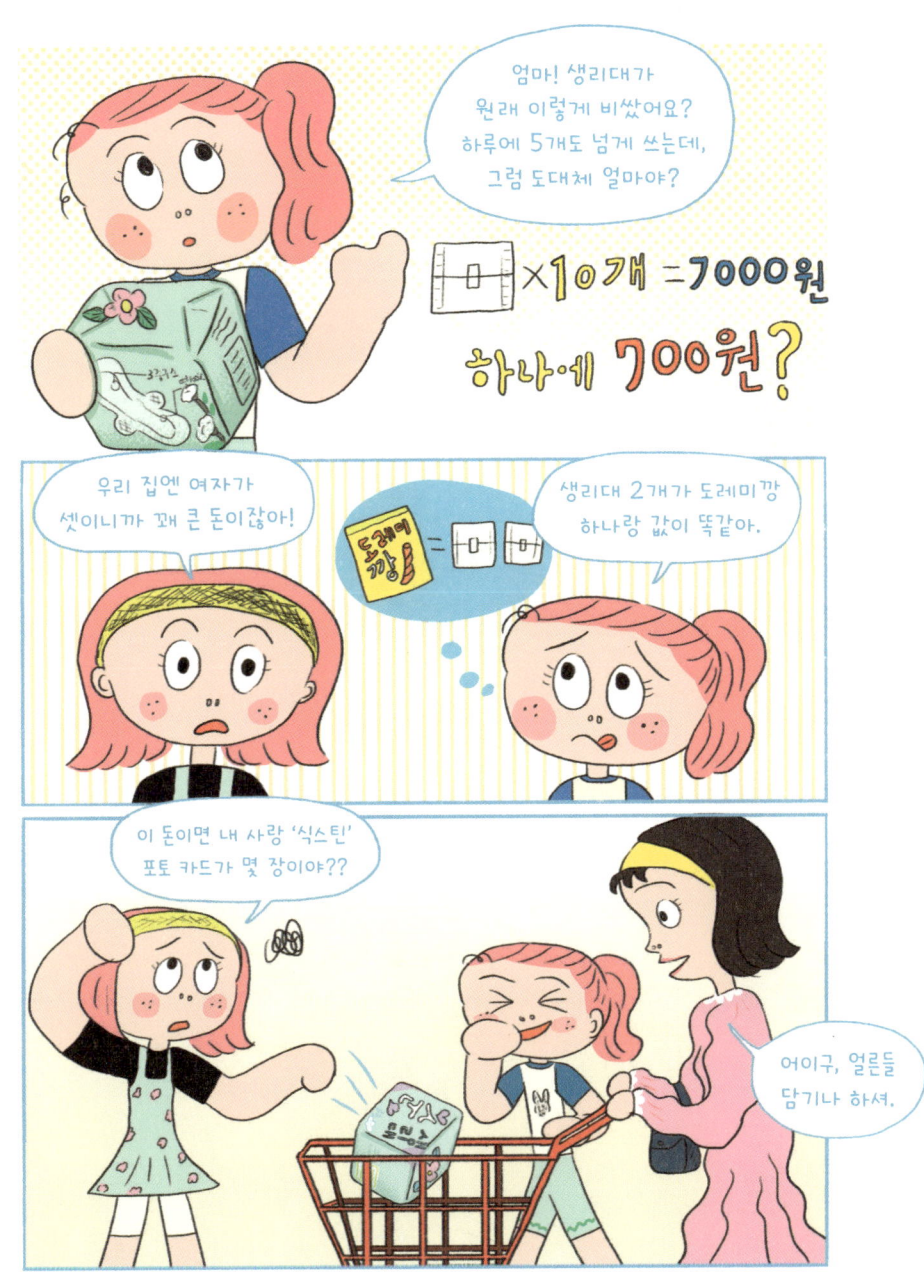

물건이나 서비스를 구입할 때 우리는 거기에 매겨진 세금도 함께 내요.
그것을 '부가 가치세'라고 하죠. 뜬금없이 웬 세금 이야기냐고요?

예전에는 생리대 가격에도 세금이 포함돼 있었거든요. 그런데 뭔가 이상하지 않나요? 생리대는 여성만 쓰는 물건이니 생리대에 포함된 세금도 여성만 냈다는 얘기잖아요. 월경은 누가 원해서 하는 게 아니고, 생리대는 월경이라는 과정을 치르는 동안 꼭 필요한 물건인데 말이에요.

많은 사람이 이 문제에 의문을 갖고 고민하기 시작했어요. 그리고 여성의 부담을 덜어야 한다는 목소리도 점점 커졌죠.

그 결과 우리나라에선 2004년 4월 1일부터 생리

대에 붙던 세금이 사라졌어요. 생리대가 '면세품'이 된 거죠.

하지만 그 효과가 크진 않았어요. 세금이 빠진 만큼 생리대 가격이 내려가자 업체들이 품질 개선, 물가 상승, 기업의 이익 등을 내세우며 생리대 가격을 점점 올렸거든요.

몇 년 전, 생리대 가격이 너무 비싼 탓에 형편이 어려운 친구들이 생리대 대신 운동화 깔창이나 휴지를 사용한다는 사실이 알려져 큰 충격을 주었어요. 가슴 아픈 일이었죠. 이후 '청소년 월경권'을 보장하기 위한 움직임이 일어났어요. 여성 청소년들이 월경에 따른 어려움을 겪지 않도록 지방 자치 단체 등에서 월경 용품을 지원하기 시작한 거예요.

하지만 아직도 우리나라는 OECD 국가 중 월경 용품 가격이 가장 비싼 나라로 꼽혀요. 현실적으로 월경 용품을 지원받지 못하는 청소년도 많고요. 누구나 안전하고 건강하게 월경할 수 있는 월경권에 대해서도 여러분이 함께 생각해 보면 좋겠어요.

24 유기농 생리대는 뭐가 좋은 거예요?

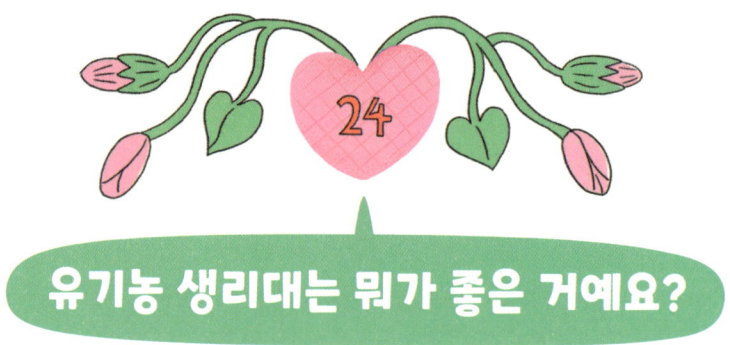

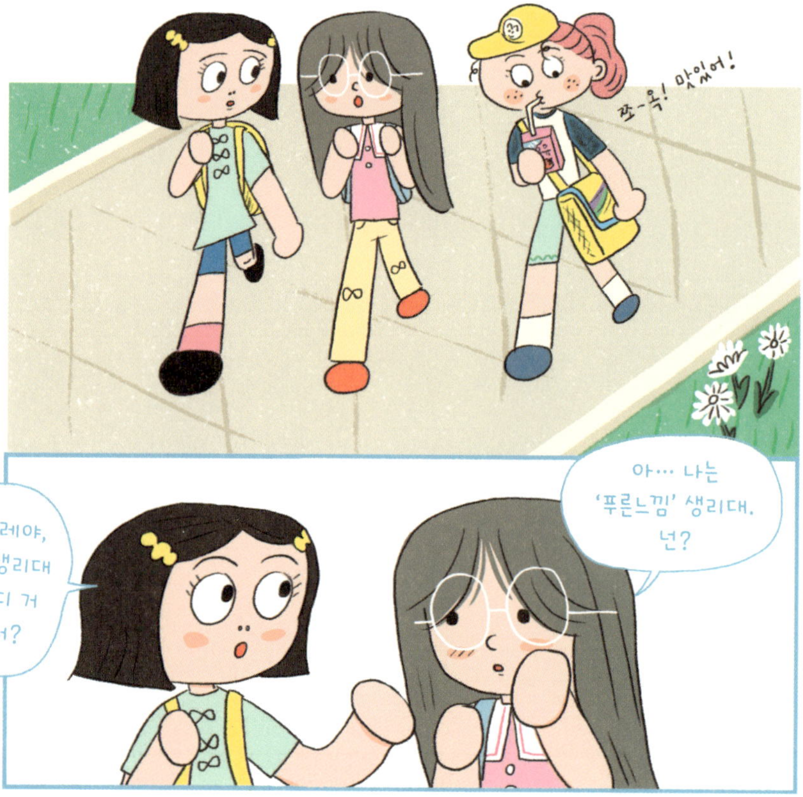

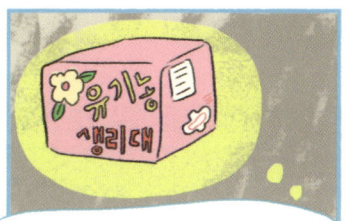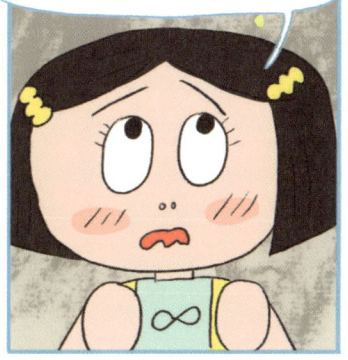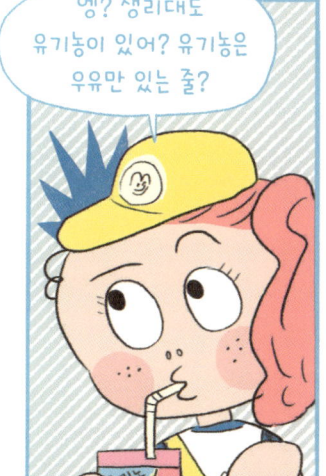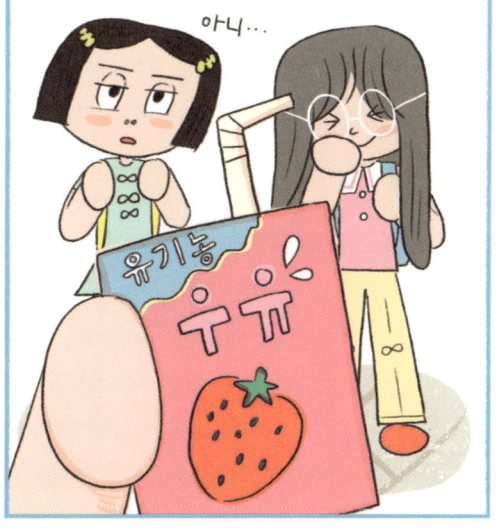

'친환경', '유기농', '순면 100%'라는 문구를 본 적 있나요?

그럼 이런 일회용 생리대는 우리 몸에도, 지구에도 이로울까요?

생리대는 보통 포장 비닐에 싸여 있어요. 어떤 제품은 종이 상자로 한 번 더 포장되기도 하죠. 포장재 속에는 또 각각 비닐에 싸인 생리대가 10개쯤 담겨 있고요. 이 비닐을 또 뜯어야 드디어 생리대가 나옵니다.

생리대 역시 여러 겹으로 이루어져 있어요. 한쪽에는 피부에 닿는 면이 있고, 바로 아래쪽에는 월경혈을 흡수하는 흡수층이, 흡수층 밑에는 월경혈이 바깥으로 새지 않게 막아 주는 방수층이 있죠. 생리대를 속옷에 붙일 수 있도록 접착제가 붙어 있는 면이 바로 방수층이에요. 생리대를 이루는 각 층을 붙일 때도, 양 날개에도 접착제가 사용됩니다.

'순면 100%', '유기농' 생리대라고 해도 살에 닿는 면만 해당 성분으로 이루어진 경우가 많고, 흡수층에는 보통 합성 섬유의 일종인 부직포와 면이 섞여 있어요. 월경혈을 흡수하는 흡수체 역시 화학 물질로 이루어져 있고요. 따라서 일회용 생리대는 사용하기 편리하기는 해도 우리 몸에 꼭 좋은 선택은 아니에요.

환경에 미치는 영향도 크죠. 일회용 생리대에 사용된 비닐, 합성 섬유, 흡수체, 접착제는 대부분 썩지 않고 남아 있거든요. 연구에 따르면 생리대는 바다에서 발견되는 다섯 번째로 흔한 플라스틱 폐기물이라고 해요. 생리대를 구성하는 물질들이 모두 분해되기까지는 500~600년이 걸리고요. 우리가 지구를 떠난 다음에도 생리대는 남아서 지구를 병들게 한다고 생각하면 기분이 씁쓸해져요.

따라서 화학 물질이 든 일회용 생리대 대신 '대안 생리대'를 사용해 보는 건 어떨까요? 우리 몸에 좋고, 세탁해서 여러 번 사용할 수 있으니 그만큼 일회용 생리대의 원료(펄프)를 만들기 위해 나무를 베지 않아도 되고, 축축하고 부피가 큰 쓰레기를 만들지 않으니 여러모로 지구 환경에도 좋답니다.

대안 생리대도 일회용 생리대처럼 용도에 따라 종류, 크기, 모양 등이 다양해요. 다음 페이지에서 알아볼까요?

❶ 면 생리대

옛날 우리나라 여성들은 광목천 같은 천을 적당한 크기로 자른 뒤 접어서 생리대로 사용했어요. 물론 이렇게 전통 방식으로 만든 생리대는 속옷에 고정하기가 쉽지 않았을 거예요.

요즘은 이런 불편함을 개선한 면 생리대를 쉽게 구입할 수 있어요. 두툼한 면에 방수천이 덧대어져 있고, 날개에 똑딱이 단추가 달려 있어 편리하게 사용할 수 있죠.

매번 빨아서 다시 써야 하기 때문에 처음에는 번거롭게 느껴질 수 있어요. 하지만 우리 몸과 지구 모두를 위한 아주 좋은 선택이랍니다.

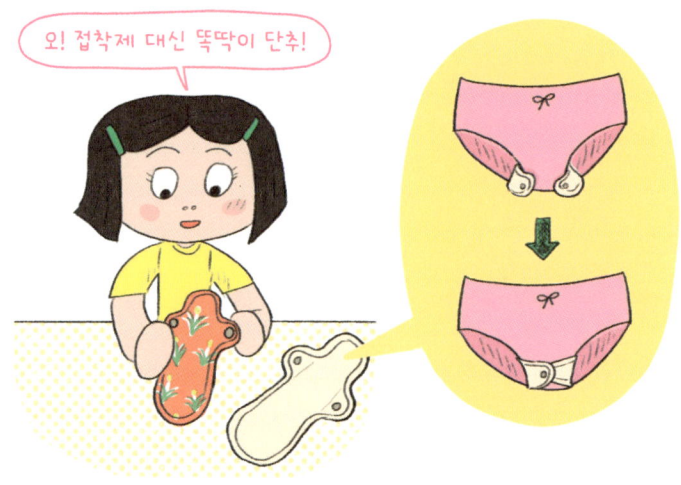

❷ 월경 팬티

초경 준비물에서도 봤던 월경 팬티 역시 대안 생리대라고 할 수 있어요. 팬티 자체에 월경혈을 흡수하고 방수하는 기능이 있어 일회용 생리대를 덜 쓸 수 있으니까요.

❸ 월경컵

이름 그대로 월경혈을 담는 컵 모양의 대안 생리대예요. 안전한 실리콘 재질로 만들어졌죠. 조그맣게 접어서 질 안쪽에 넣으면 원래 모양으로 펼쳐지고, 컵 속에 월경혈이 모이는 원리예요. 시간이 지난 뒤 손잡이를 잡고 꺼내면 돼요. 모양, 색상, 용량도 다양하고, 물로 세척하거나 끓는 물에 소독해 여러 번 쓸 수 있는 것도 큰 장점이에요.

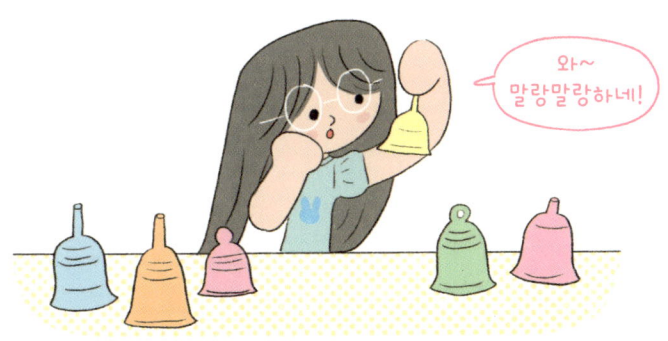

대안 생리대 중에서 여러분에게 권하고 싶은 것은 전통 면 생리대예요. 보건 수업 시간에 고등학생 언니들과 면 생리대를 꼭 함께 만들어 보는데요. 어른의 도움을 받으면 여러분도 충분히 만들 수 있어요. 스스로 만든 면 생리대를 써 보는 경험, 아주 특별하겠죠?

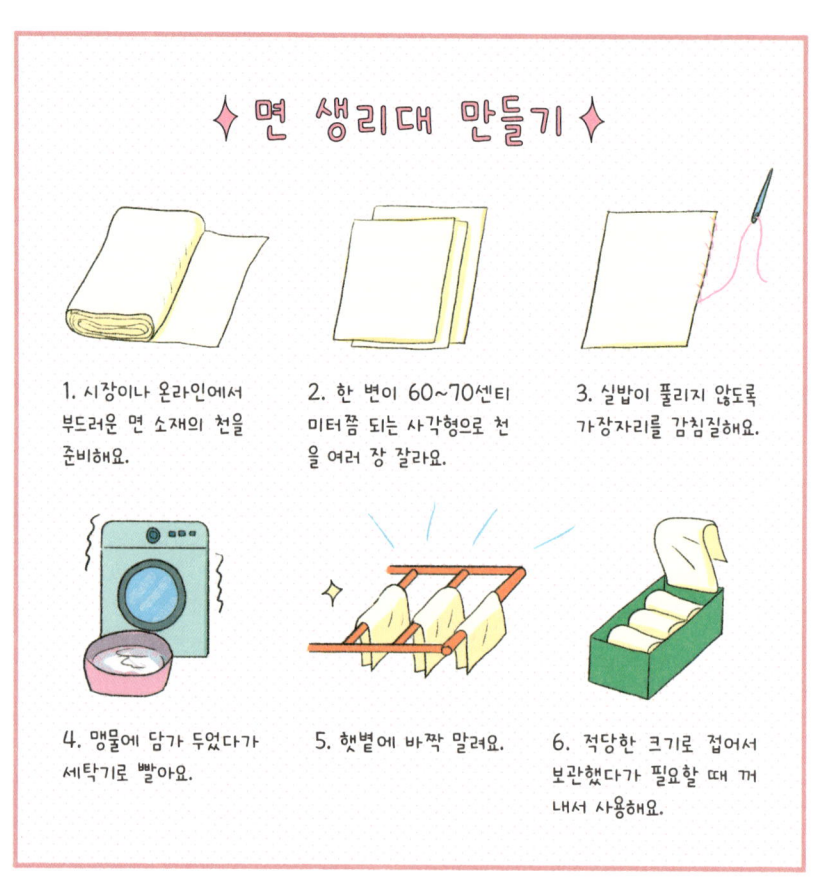

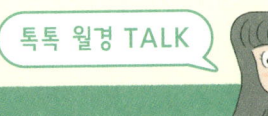
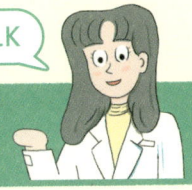

월경컵과 면 생리대

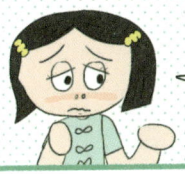

> 월경컵도 몸속에 넣는 건데… 무서울 것 같아요.

질 안으로 넣어야 하니 처음엔 두렵고 꺼려지는 게 당연해요. 어른들도 마찬가지죠! 당장 사용하지 않아도 괜찮아요. 월경컵의 특징, 종류, 사용법 등에 대해 더 알아보고 준비가 되었을 때 천천히 시도해도 되니 미리 부담 가질 필요는 없답니다.

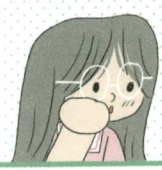

> 외출했을 때 사용한 면 생리대는 어떻게 하죠?

면 생리대를 쓰고 있다면 외출할 때 지퍼 백이나 비닐봉지를 꼭 챙기는 게 좋아요. 사용한 면 생리대는 돌돌 말아서 풀리지 않게 똑딱이 단추로 고정한 다음, 지퍼 백에 넣어 집으로 가져오면 돼요.(세탁법은 7쪽을 참고하세요!)

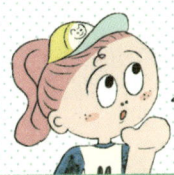

> 월경 기간 내내 면 생리대를 쓰면 불편하지 않을까요?

물론 적응 기간이 필요하죠. 처음에는 월경이 끝날 무렵, 생리대를 안 하기엔 살짝 불안한 날부터 시도해 보세요. 조금씩 횟수를 늘리다 보면 익숙해질 수 있어요.

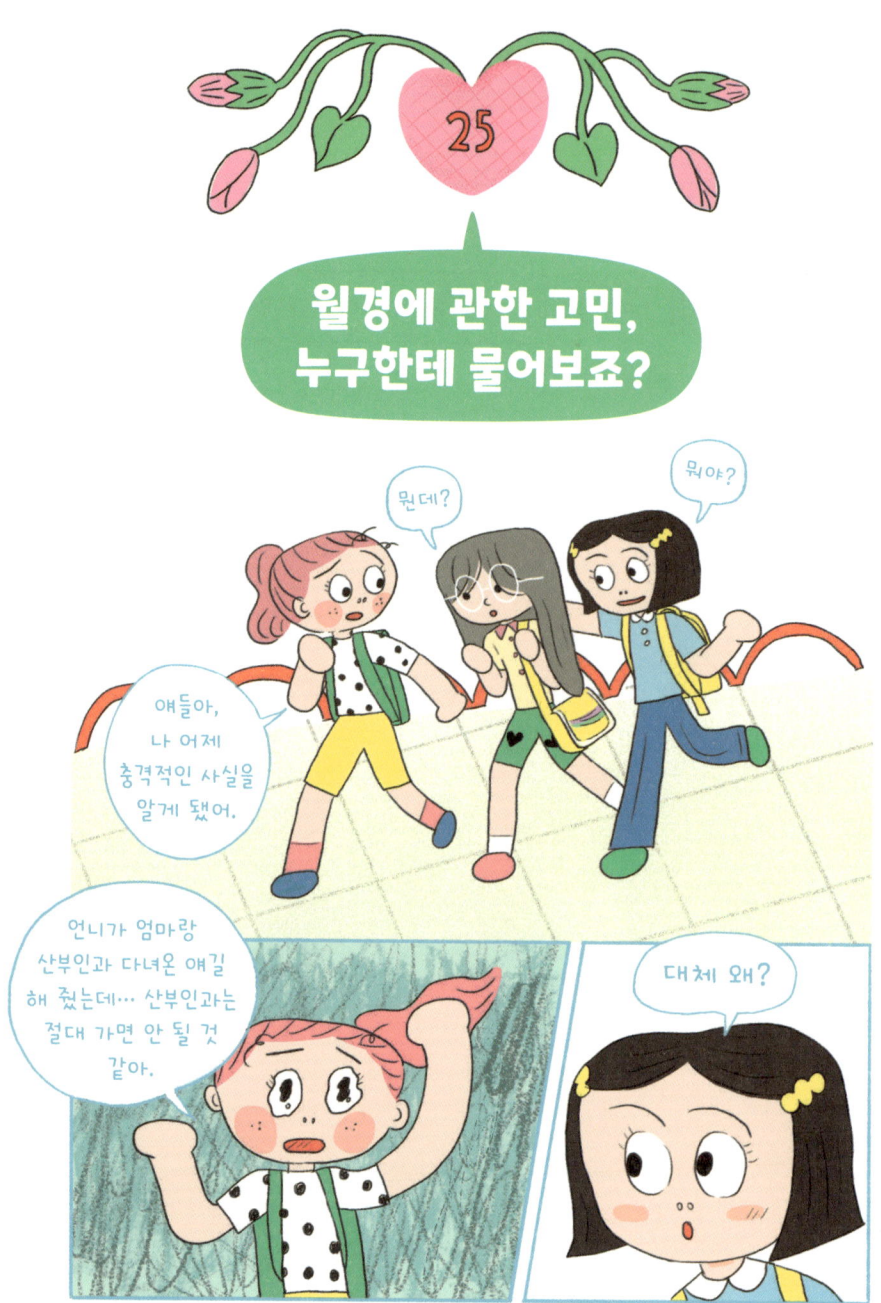

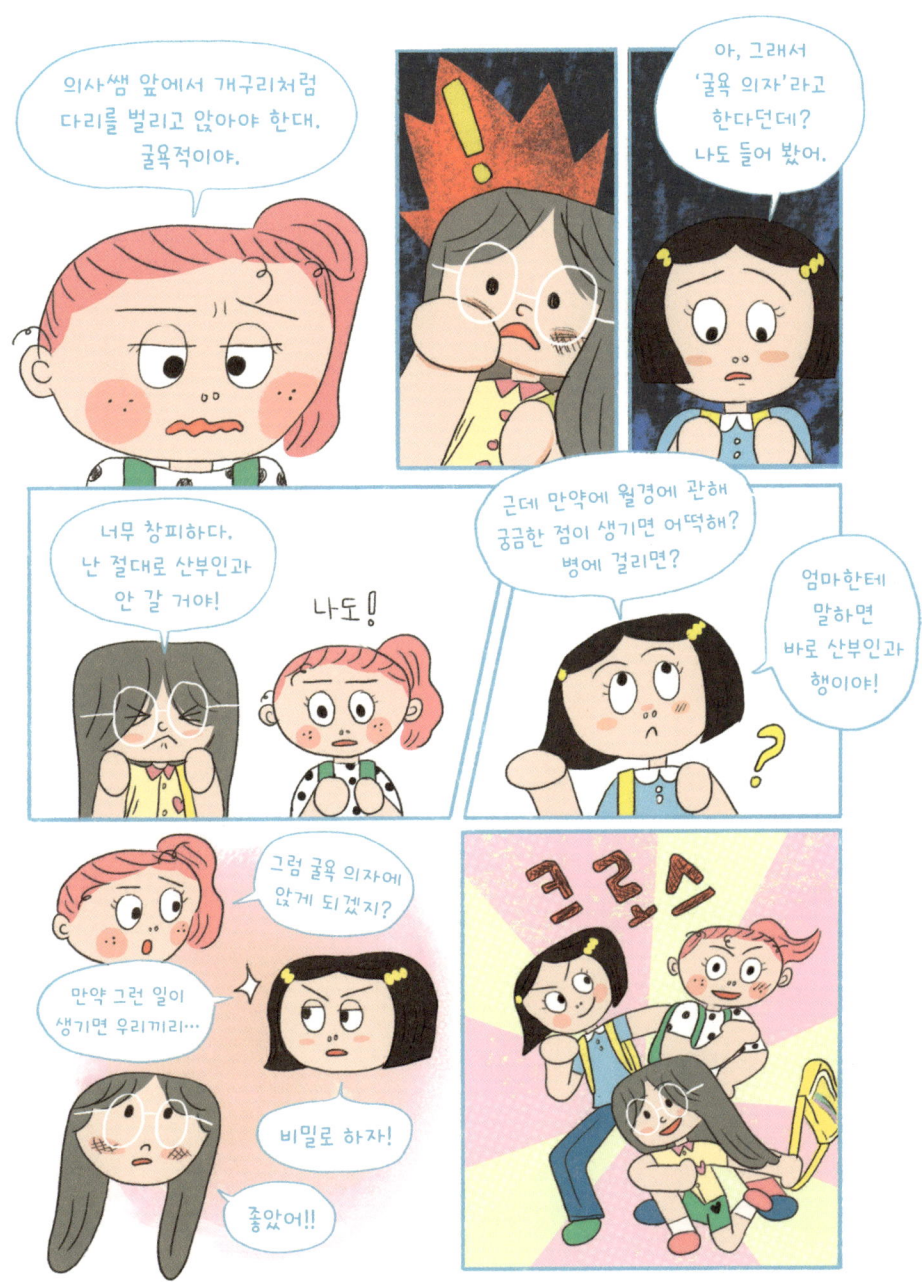

고민이 생겼을 때, 청소년들은 '친구'를 가장 먼저 찾는다고 해요.
비슷한 경험을 하며 많은 시간을 함께 보내니, 당연한 선택일지 몰라요.

하지만 월경이나 내 몸에 관해 좀 더 깊은 이야기와 상담이 필요할 땐 믿을 만한 어른을 찾아보세요. 친구와는 서로 이해하고 공감할 수는 있지만, 경험에서 나오는 조언이나 정확한 사실까지 기대하긴 어렵죠. 보건 선생님이나 평소 여러분에게 관심을 갖고 있는 담임 선생님에게 이야기해 보는 것도 좋아요.

무엇보다 가장 가까이에서 언제나 여러분이 건강하게 성장하길 바라며 지지하고 돌봐 주는 부모님과 이야기하는 것을 어려워하지 마세요. '내가 이런 말 하면 우리 엄마가 깜짝 놀라지 않을까.', '아빠가 괜히 걱정할 텐데…….' 혹시 이렇게 생각하며 혼자서 끙끙 앓고 있진 않나요? 그 고민이야말로 부모님의 도움이 꼭 필요한 일일 수도 있어요.

특히 생식 기관이 아프고 가렵거나, 어딘가 불편하다고 느낄 때 주저하지 말고 어른과 함께 산부인과에 가야 합니다.

생각보다 많은 청소년이 부끄럽고 창피하다는 이유로 숨기다가 증상이 심해지는데요. 감기에 걸리면 내과에 가고, 팔이 부러지면 정형외과에 가듯 생식 기관과 관련된 증상이 있으면 산부인과에 가는 것이 당연하고 자연스러운 일이랍니다. 산부인과가 부담스럽게 느껴진다면, 가까운 소아과나 가정의학과에서 먼저 상담해 봐도 됩니다.

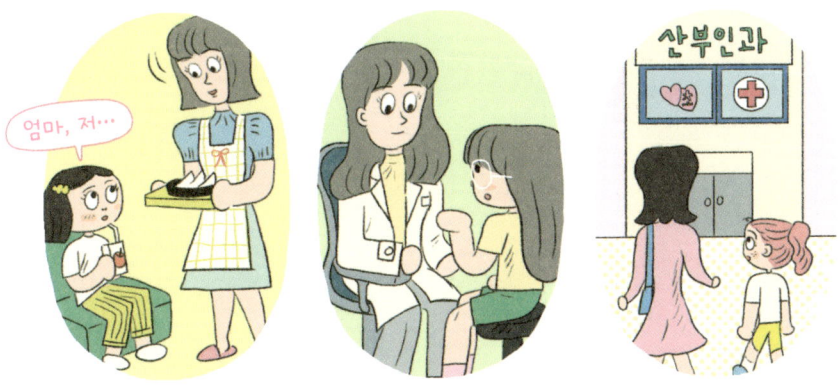

여러분 주변에는 언제나 진심으로 여러분을 돕고자 하는 어른들이 있다는 걸 꼭 기억해 주세요. 그리고 언젠가 어른이 되었을 때, 지금의 여러분처럼 고민하는 친구에게도 기꺼이 손을 내미는 사람이 되어 주세요.

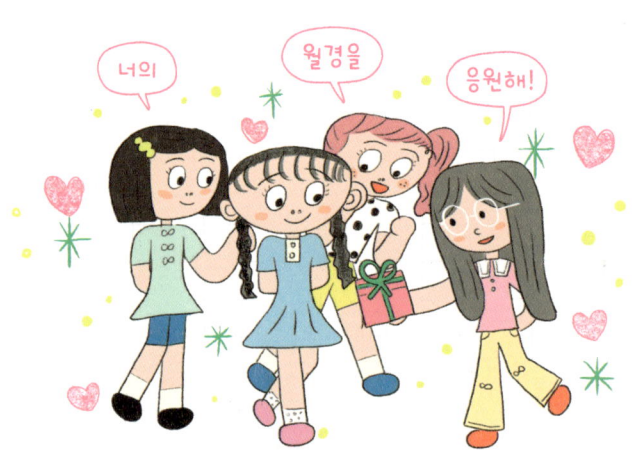